배꼽사랑 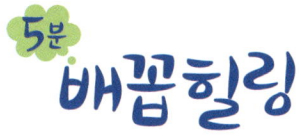 지구사랑

내 몸과 마음을 살리는
5분 배꼽힐링

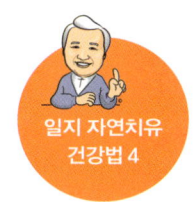

일지 자연치유
건강법 4

배 꼽 사 랑   지 구 사 랑

내 몸과 마음을 살리는
5분 배꼽힐링

일지 이승헌 지음

한문화

차 례

머리말 배꼽에서 시작합니다　6

1 왜 배꼽인가

인체의 뿌리, 배꼽　16
배꼽 버튼을 눌러라　18
배꼽을 누르면 면역력이 힘을 얻는다　22
장을 풀면 정체된 감정도 풀린다　24
배꼽을 눌러 활기를 살리는 기력소생술　26

2 배꼽힐링

몸이 자연이다　30
배꼽힐링 1단계 : 배꼽호흡　32
배꼽힐링 2단계 : 배꼽활공　37

배꼽힐링의 효과　41
배꼽힐링 할 때 알아둘 점　47
배꼽힐링 추천사와 체험기　50
배꼽건강 플러스　56
　단전치기 56　장운동 58　장활공 66

3 배꼽에서 지구까지

배꼽의 지혜　70
사람이 품는 꿈의 힘　75
배꼽이 바로 지구다　80
적도에서 본 지구의 별밤　82

부록 배꼽힐링 일지　85

머리말

배꼽에서 시작합니다

적당한 운동과 음식 그리고 즐거운 생활이 최고의 건강비결이라는 것은 누구나 다 아는 사실입니다. 그러나 대부분의 사람은 '그게 말은 간단하지만 무척 어려운 일'이라며 건강비결 같은 건 잊고, 나를 건강하게 해줄 곳, 내 건강을 책임져줄 의사, 더 유리한 조건의 보험으로 눈을 돌립니다.

그런데 내 몸을 남의 손에 맡겨서 건강해지는 법은 없습니다. 다른 사람의 도움을 받을 수는 있지만 건강해지는 것은 내 몸의 힘으로 하는 것입니다. 나는 지금껏 40년 가까이 건강법을 연구하여 360여 가지에 이르는 프로그램을 만들었고, 이를 국내외에 알리는 활동을 쉼 없이 해왔습니다. 그동안 수많은 사람이 이 프로그램들을 통해 몸과 마음의 건강을 되찾고 삶의 변화를 체험했습니다. 그럼에도 돌이켜보면 부족하고 아쉬운 점이 보였습니다. 하는 방법을 전문가에게 배워야 하고, 일정한 시간을 내야 하고, 비용을 들여야 하는 등 갖춰야 할 조건이 있다는 것은 결국 누구나 쉽게 할 수 없다는 말과 같습니다.

어떤 제한도 없이 누구나, 배우지 않고도 바로 할 수 있는 간단한 방법으로 자신의 건강과 가족의 건강을 지키는 국민 건강법이 꼭 필요하다고 생각했습니다.

왜 배꼽인가?

'배꼽힐링'은 그렇게 탄생했습니다. 그런데 왜 배꼽인가? 지금껏 개발한 수많은 프로그램의 기둥을 이루는 것은 호흡 명상입니다. 호흡은 곧 생명이고, 호흡을 통해 몸과 의식에 깊은 영향을 줄 수 있습니다. 그래서 많은 사람들이 단전호흡에 관심을 갖고 미묘한 호흡의 세계를 탐구하며 깊이 빠져들기도 합니다.

그런데 기운을 느끼는 감각이 필요한 단전호흡은 숙련된 사람의 지도를 받아야 하고, 감각을 터득하기까지 시간도 적잖이 걸립니다. 또 수승화강水昇火降 같은 단전호흡의 효과를 얻으려면 한 번 할 때 일정 시간 이상 해야 하는 등 몸에 익히는 과정이 필요합니다. 호흡은 누구나 하는 것인데, 호흡법이 지나치게 어렵고 숨 쉬는 데도 등급이 있는 것처럼 알려지는 것은 바람직하지 않다고 봅니다. 기氣가 무엇인지 모르고, 단전이나 혈자리 같은 용어를 알지 못해도 호흡으로 건강을 지킬 수만 있으면 되는 것이죠.

그래서 배꼽힐링에서는 배꼽호흡이라고 합니다. 배꼽힐링이 누구도 걸림 없는 건강법이 되기를 바라기 때문입니다. 단전호흡에서는 단전의 위치가 어딘지를 놓고 논란을 벌이곤 하지만, 배꼽이 어디 있는지를 묻는 사람은 아무도 없지 않겠습니까.

배꼽은 생명의 엔딩 포인트이자 도킹 포인트

대부분의 사람이 배꼽을 탯줄이 붙어 있던 흔적으로만 볼 뿐, 배꼽이 하는 일에 대해서는 거의 모릅니다. 배꼽은 절대적 생명줄인 탯줄을 연결하고 있던 자리인 만큼 탯줄을 잘라 낸 이후에도 복부를 비롯해 몸 전체에 영향을 미칩니다.

배꼽과 배꼽 주변을 중심으로 할 수 있는 건강법이 많습니다. 이 건강법들을 활용하다보면 자신의 몸에 대해 알게 됩니다. 내 몸을 내가 안다는 것은 굉장히 중요한 일입니다. 의료 전문가라고 해서 다 몸에 대해 잘 안다고 할 수 없습니다. 내가 내 몸을 아는 것, 이를 '내 몸의 주인이 된다'고 합니다. 내 몸의 주인이 됨으로써 스스로 건강과 행복을 지킬 수 있습니다. 배꼽은 내 몸의 주인이 되는 가장 빠른 시작점입니다.

배꼽은 또한 생명의 끝점, 엔딩 포인트입니다. 태어나는 순간, 어머니와 연결했던 탯줄을 끊음으로써 태아의 삶을 끝내는 엔딩 포인트. 그리고 죽음의 순간, 지구어머니와의 생명에너지 연결을 끊는 엔딩 포인트.

이를 조금 달리 보면, 배꼽은 생명의 연결점, 도킹 포인트라고 할 수도 있습니다. 모체와 탯줄로 연결되는 곳이자, 지구어머니와 생명에너지로 연결되는 곳.

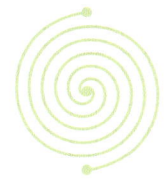

　배꼽은 이처럼 시작점이자 끝점이고 연결점입니다. 배꼽의 이 같은 의미를 살피다 보면 〈천부경天符經〉의 '일시무시일一始無始一 일종무종일一終無終一'이 떠오릅니다. 시작이 있고 끝이 있는 것처럼 보일 뿐, 모든 것이 하나로 연결되어 돌아가는 이치를 천부경에서는 이렇듯 간명하게 일러줍니다. 우리 몸에서는 배꼽이 이 같은 이치를 상징적으로 드러냅니다.

　배꼽을 통해 생명의 가치를 다시 생각해보게 됩니다. 배꼽을 중심으로 내 몸을 알아가다 보면 내 몸을 어떻게 관리해야 하는지, 어떻게 사랑해야 하는지를 알 수 있습니다. 요즘 많은 사람들이 자기 자신을 어떻게 사랑해야 할지를 모릅니다. 무한경쟁 속에서 소외감을 느끼고 자신감을 잃어버립니다. 마음을 열고 의지할 친구도 만들지 못하고, 외로워하고 상처받으며 마음에 병이 든 사람들이 너무나 많습니다.

　인류가 겪어온 삶의 환경은 늘 혹독했지만, 인간관계가 파괴되는 데서 비롯한 문제들을 보자면 지금이 그 어느 때보다 심각하고 위태로운 상태가 아닌가 생각합니다. 가족이 해체되고 친구, 동료, 이웃 간의 믿음이 사라지고, 마을공동체가 와해되면서 인간성 상실 문제가 더욱 빠르게 번지고 세상은 더 깊이 병들어 가고 있습니다. 이는 전문가에게 의지해서 해결되지 않습니다. 시스템만으로 해결할 수 있는 일도 아닙니다. 세상이 병들어 있는데 거기에 답이 있을 리

없습니다. 문제의 해법을 스스로 찾아야 합니다. 답은 내 안에 있습니다. 하지만 그것을 곧바로 찾기는 어렵습니다. 몸을 통하면 그 길이 좀 더 잘 보입니다.

몸을 통해 성장하는 의식

태어난다는 것은 자궁 속에서 생명을 지켜준 어머니와 분리되어 이 세상에 던져지는 것입니다. 그 다음엔 자연의 생명에너지와 연결하여 살아가야 합니다. 그래서 하늘과 땅을 천지부모라고 합니다. 천지부모의 의미를 알고, 관계 맺는 법을 알아감으로써 내 몸과 마음의 건강을 지킬 수 있습니다.

누구에게나 부모가 있듯, 살아 있는 동안에는 천지부모가 항상 나와 연결되어 있음을 알고 천지부모로부터 오는 생명에너지를 연결하여 스스로 몸을 잘 관리하면 분명한 변화를 체험하게 될 것입니다.

변화는 몸과 마음에 동시에 일어납니다. 몸의 감각이 열리면 의식이 열리고, 몸의 여러 순환이 원활해지면 의식의 작용도 활발해집니다. 몸이 건강해지면 의식이 성장하고, 성장한 의식은 성숙한 인격을 이룹니다. 뇌는 머리에 있지만 신경세포는 온몸에 뻗어 있습니다. 몸과 뇌가 하나의 신경계라는 것을 뇌과학이 밝혀냈듯이, 몸과 마음은 분리되지 않는 하나입니다.

　자연에서 오는 생명에너지와의 연결이 끊어지고, 몸과 마음이 분리되면서 여러 가지 사회문제가 불거지고 있습니다. 그리고 그 원인과 해법으로 인성 교육의 중요성이 크게 부각되고 있습니다. 그러나 인성교육을 어떻게 할 것인가 하는 방안은 부모도, 학교도, 정부도 뚜렷이 내놓지 못하고 있습니다.

　인성은 인격이고, 의식입니다. 의식은 몸에 닿아 있고, 따라서 의식은 몸을 통해 성장하는 것임을 앞에서 이야기했습니다. 인성교육의 해법도 몸에서 시작합니다. 자신의 몸을 알고 몸을 사랑할 수 있게 된다면 그 다음 의식의 문제는 이어서 풀어 갈 수 있습니다.

　인성이 좋아지면 주위 사람들과의 관계가 좋아지고, 나뿐 아니라 다른 사람에게 도움이 되고자 하는 마음을 갖게 됩니다. 이런 사람이 바로 홍익인간입니다. 국가와 인종과 종교와 사상의 경계를 넘어 홍익의 인성을 갖춘 지구시민이 많아질수록 세상은 분명 더 나은 곳으로 바뀌어 갈 것입니다.

배꼽에서 지구까지

몸을 통해 깨어난 의식은 순식간에 지구까지 확장됩니다. 이는 선택적으로 일어나는 일이 아닙니다. 우리 몸과 의식의 속성이 그렇기 때문에 한순간에 그러한 연결이 자연적으로 일어나게 됩니다. '배꼽에서 지구까지' 가는 체험을 함께 한 이들이 지구시민의 이름으로 모이고 있습니다.

지금까지 40여 년 간 해온 일들이 모두 이를 위한 것이었습니다. 건강에서 인류의식으로 가는 '지구시민운동'입니다. 공원에서 무료수련으로 시작하여 단학과 뇌호흡을 거쳐 뇌교육으로 발전하고, 국학원을 세워 홍익의 역사를 알리고, 선도수련을 현대화한 국학기공이 생활체육으로 자리잡는 등 지구시민운동은 그동안 많은 이들의 노력으로 놀랄 만한 진전을 이뤘습니다.

이 운동을 지구시민운동이라고 한 것은 지금의 시대 상황이 대한민국만의 문제가 아니라 세계의 문제, 지구 차원의 문제이기 때문입니다. 지구라면 너무 커서 엄두가 나지 않을 수 있지만, 단지 배꼽에서 시작하면 됩니다. 배꼽에서 지구까지는 생각처럼 그렇게 먼 거리가 아닙니다.

배꼽힐링 5분이면 누구나 스스로 몸과 마음의 건강을 지키고, 가족간의 사랑을 키울 수 있습니다. 배꼽힐링은 몸사랑 마음사랑으로 100세 건강을 실현하는, 우리 모두를 위한 건강법입니다.

나는 내 몸의 주인인가?

내 몸을 알고, 몸 쓰는 법을 아는 사람이 자기 몸의 주인입니다. 몸의 주인으로서 건강과 행복의 길로 가는 관문이 바로 배꼽에 있습니다.

배꼽에서 시작하는 힐링 라이프로 나와 가족의 건강을 지키고, 우리 사회와 지구의 건강까지 살피는 주인의 마음이 깨어납니다.

지구시민 여러분, 반갑습니다!

4349(2016)년 4월

일지 이승헌

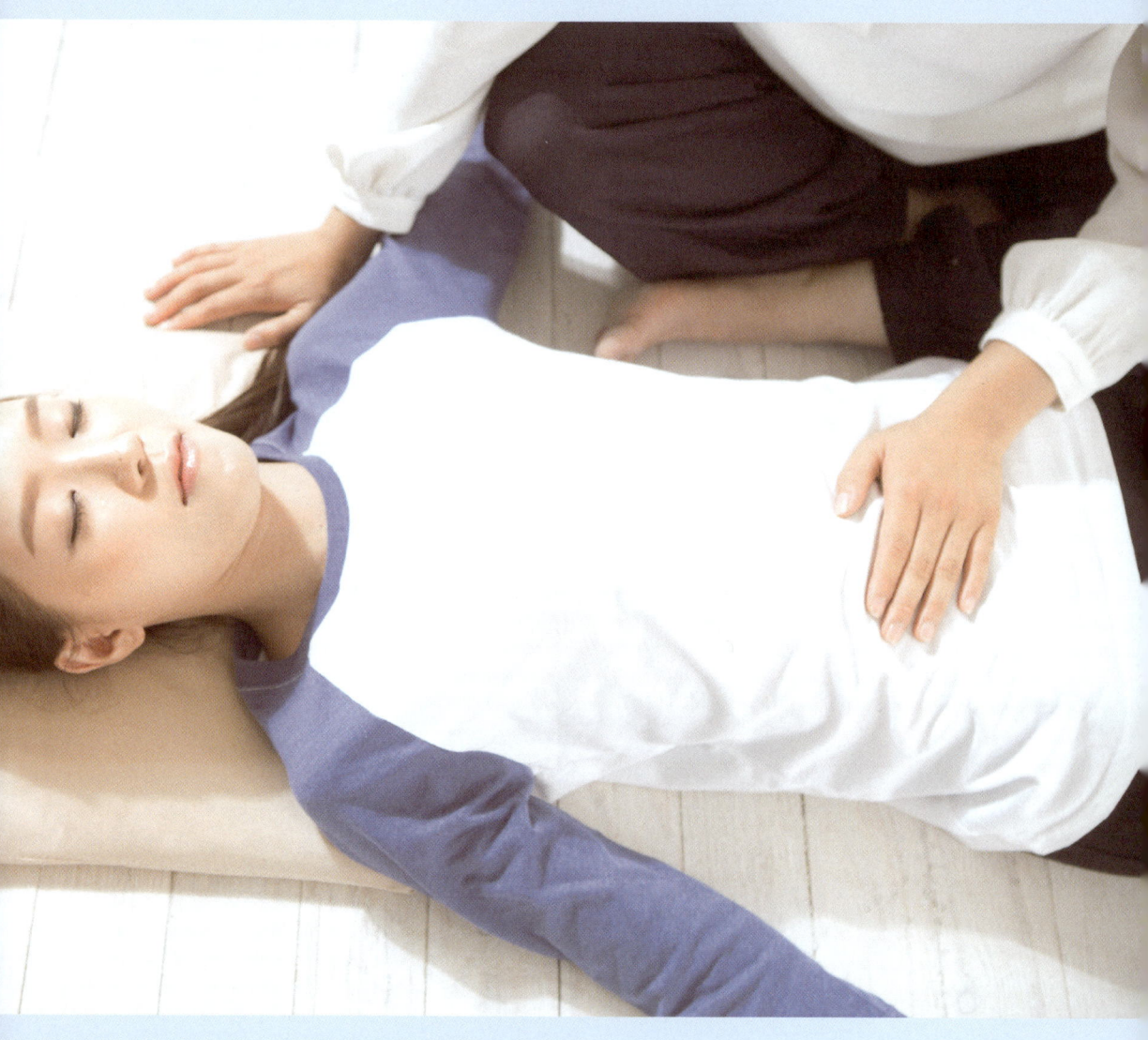

배꼽 주변에는 소화기관, 순환기관, 면역기관 등
생명을 유지하는 주요 기관들이 모두 모여 있다.
배꼽을 중심으로 장을 풀어주는 배꼽힐링을 함으로써
소화계, 순환계, 면역계에 직접적인 영향을 미치게 된다.

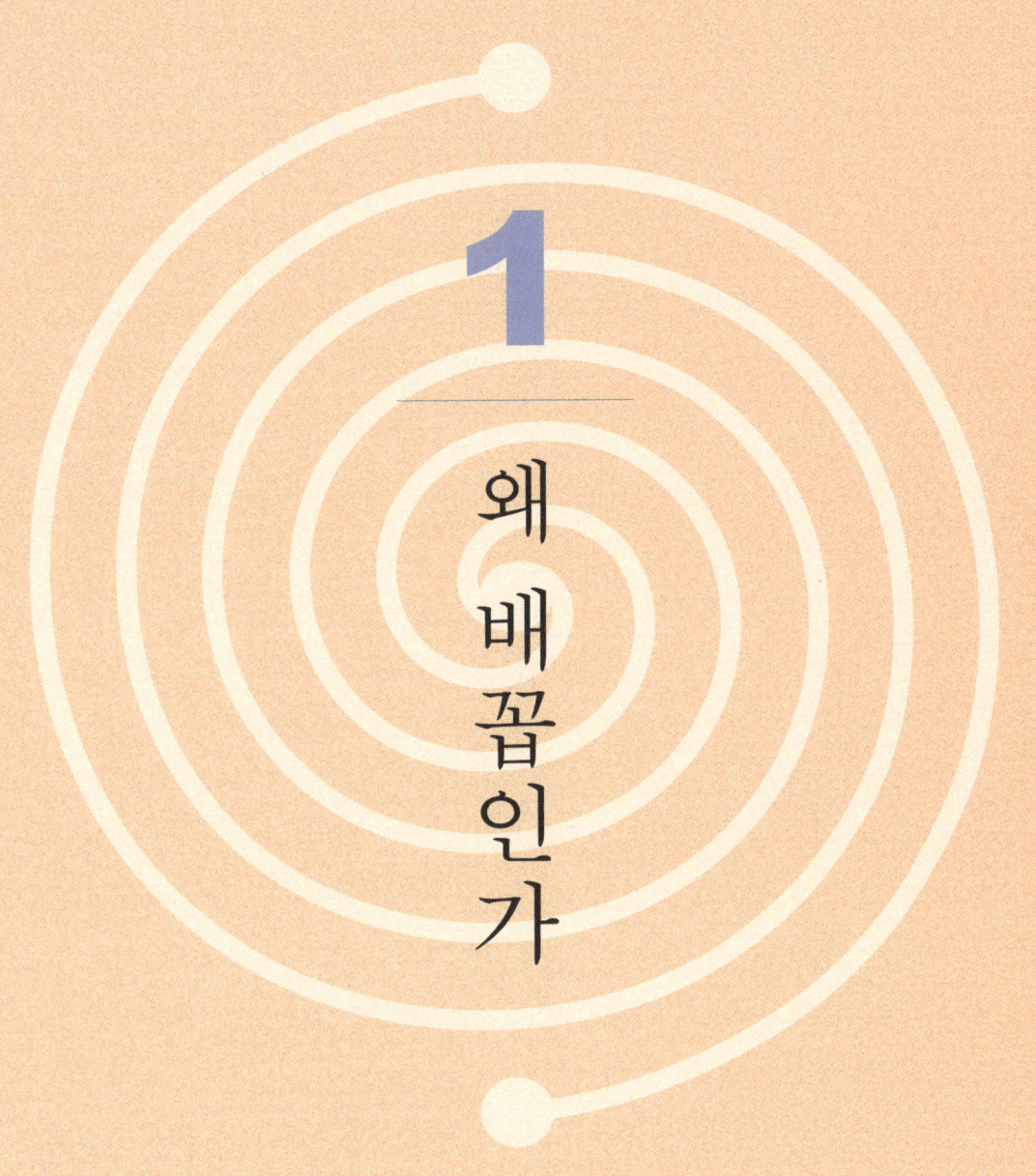

1

왜 배꼽인가

인체의 뿌리, 배꼽

 어릴 적, 배꼽에 대해 듣는 이야기는 '배꼽 파면 배앓이한다'는 경고 정도가 유일하다. 아이들은 호기심에 옴폭한 제 배꼽에 손가락을 넣어 파보곤 한다. 이를 본 엄마는 여린 배꼽에 탈이 날까봐 아이가 배꼽에 아예 손도 대지 못하게 하고, 이후로 배꼽은 우리 몸에서 없는 것과 다름없는 곳이 된다. 탯줄을 잘라낸 흔적일 뿐 아무런 기능도 하지 않는 것으로 알고, 때로는 모양을 다듬는 성형수술의 대상이 되기도 한다.

 탯줄은 우리의 생명을 키워준 생명줄이었다. 탯줄에는 한 개의 배꼽정맥과 두 개의 배꼽동맥이 흐른다. 태아는 이들 혈관을 통해 산소와 영양분을 공급받고, 이산화탄소와 노폐물을 내보내며 성장한다. 태어나면서 탯줄은 잘려나가지만 탯줄과 이어져 있던 혈관은 여전히 우리 몸 안에 남아 있다. 배꼽정맥은 인대로 수축되어 배꼽에서 간까지 연결되고, 배꼽동맥은 퇴화되어 일부는 배꼽인대라는 섬유조직이 되고 일부는 내장근동맥으로 열려 있다. 배꼽동맥은 방광을 둘러싸고 있고 골반에까지 이른다. 또한 태아기의 요막관이 퇴화한 것이 배꼽에서 방광의 상단까지 연결되어 있다. 그래서 배꼽을 누르면 간, 방광, 골반까지 자극이 가게 된다.

 배꼽은 단지 말라붙은 흉터나 함몰된 구멍이 아니다. 배꼽은 절대적 생명줄인 탯줄의 기억이 봉인된 인체의 뿌리다. 배꼽의 상태를 살피면 장의 상태를 알 수 있고, 장의 상태는 심장과 뇌에 직접적인 영향을 미친다. 또한 배꼽을 통해

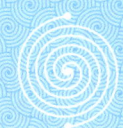

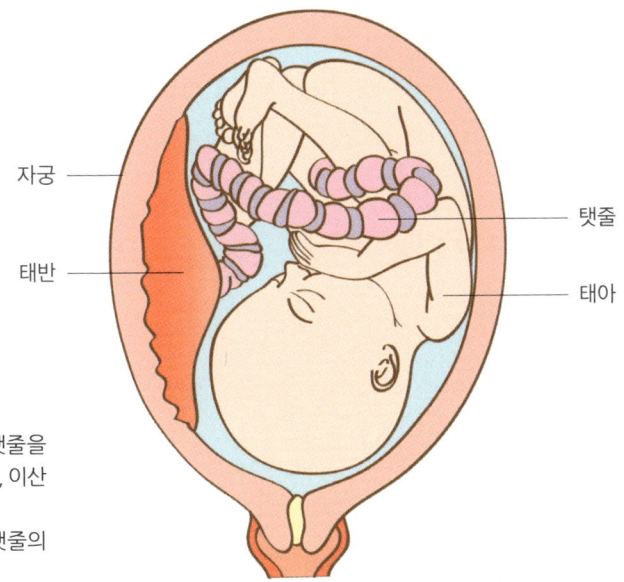

태아는 모체의 태반에 연결된 탯줄을 통해 산소와 영양분을 공급받고, 이산화탄소와 노폐물을 내보낸다.
배꼽에는 절대적 생명줄이던 탯줄의 정보가 각인되어 있다.

온몸의 긴장과 이완을 조절할 수도 있다. 어릴 적 그랬던 것처럼 배꼽에 관심을 갖고 배꼽에 손을 대는 순간, 봉인된 기억은 깨어날 준비를 한다.

배꼽의 감각을 깨우면 우리 몸의 생명에너지 순환이 더 활발해진다. 배꼽 주변에는 소화기관, 순환기관, 면역기관 등 생명을 유지하는 주요 기관들이 모두 모여 있다. 배꼽을 중심으로 장을 풀어주는 배꼽힐링을 함으로써 소화계, 순환계, 면역계에 직접적인 영향을 미치게 된다. 소화가 잘 되게 하고, 혈액순환을 원활하게 하고, 면역체계를 강화하는 것은 건강을 지키는 가장 기본적이면서도 핵심적인 요소이다. 이것을 한 번에 작동시키는 버튼이 바로 배꼽이다.

배꼽 버튼을 눌러라

몸이 아플 때면 어릴 적 엄마가 해주셨던 음식이 먹고 싶어지곤 한다. 이는 더없이 편안했던 당시의 느낌을 되살림으로써 몸이 스스로 회복하고자 하는 자연치유 반응의 하나라고 볼 수 있다. 배꼽힐링에도 그와 같은 면이 있다. 엄마와 연결돼 있던 배꼽을 누름으로써 탯줄을 통해 생명에너지를 왕성하게 공급받던 감각이 되살아나는 것이다.

배꼽힐링은 배꼽 버튼을 활용한 건강법이다. 배꼽을 누를 때 가장 먼저 닿는 장기는 소장이다. 소장은 소화 기능의 핵심을 담당하는 장기다. 위장에서 위액이 섞인 음식물이 소장으로 넘어오면 소장에서 음식물을 더 잘게 분해하여 영양분을 흡수하고, 남은 찌꺼기는 대장으로 내보낸다. 위장에서 연결되는 소장의 입구 부분이 십이지장이고, 췌장과 담낭에서 분비하는 소화액이 십이지장으로 들어와서 소장에서의 소화 작용을 돕는다.

복부의 중앙을 거의 다 차지하는 소장은 그 길이가 약 6~7미터에 이른다. 대장은 보통 1.5미터 정도이니 소장과 대장을 합쳐 약 8미터의 장이 복부를 꽉 채우고 있다. 소장의 내벽에는 음식물에서 분해한 영양분을 흡수하는 융털돌기가 빽빽하게 솟아 있다. 하나의 세포에 1천 개의 미세융털이 달릴 만큼 소장 내벽은 표면적을 넓히기 위해 최대한 주름져 있는데, 이 융털의 표면적을 모두 합하면 약 300제곱미터, 무려 90여 평 크기다.

융털이 흡수한 영양분은 소장의 모세혈관을 타고 온몸으로 운반된다. 배꼽

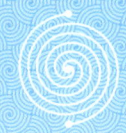

힐링을 하면 소장에 가장 직접적인 자극을 주게 되는데, 소장을 펌핑함으로써 우선 소장의 혈액 흐름이 좋아지게 한다. 복부에는 몸 전체 혈액량의 거의 절반에 이르는 많은 양의 피가 흐르기 때문에 소장이 활발하게 움직이면 온몸의 혈액순환에 영향을 미치게 된다.

소장은 영양분을 흡수하는 곳이므로 소장에 흐르는 혈액에는 영양분이 풍부하다. 이를 온몸으로 원활하게 공급하면 세포에서 에너지를 충분히 만들어 내고, 이로써 몸이 따뜻해지고 활력을 얻게 된다.

예전에 비해 요즘 사람들의 장은 많이 굳어 있다. 수십 년 전까지만 해도 사람들은 충분히 걷고, 몸을 많이 움직이는 생활을 했다. 그런데 요즘에는 온종일 컴퓨터 앞에 앉아서 머리 쓰는 일을 하고, 트레드밀 위가 아니라면 오래 걷지도 않는다. 이렇게 스트레스 쌓이는 생활환경에다가 식품과 환경오염의 영향까지 더해져서 장건강을 지키기가 갈수록 힘들어지고 있다.

장이 굳었다는 것은 순환과 배출이 원활하지 않아서 장기능이 약해지고, 움직임이 둔화되어 정체가 일어나고, 이것이 누적되어 딱딱하게 뭉친 상태를 말한다. 배꼽힐링은 이렇게 굳은 장을 풀어줌으로써 장기능을 살리고, 순환기능과 배출기능을 원활하게 하여 몸 전체의 건강을 향상시킨다.

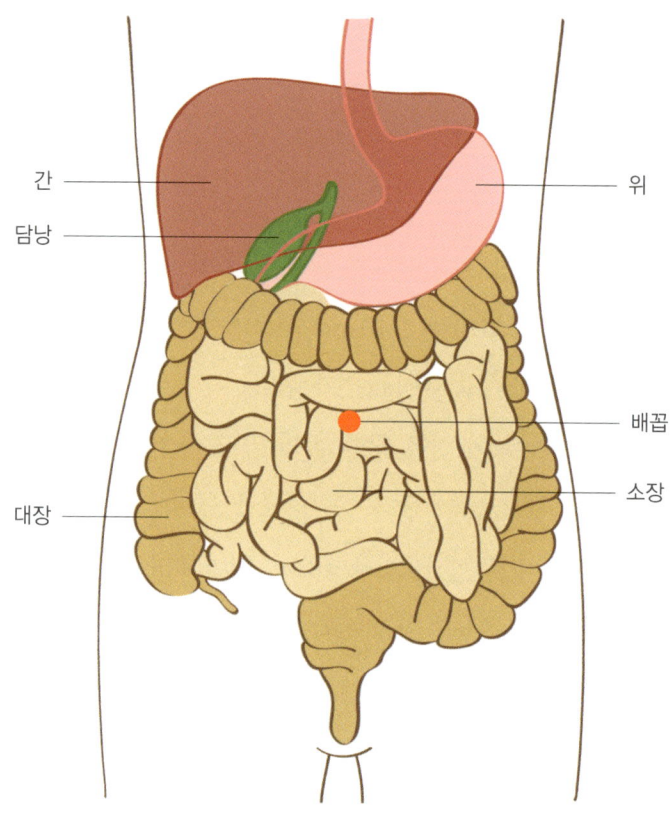

복부에는 간, 담낭(쓸개), 위, 췌장(이자), 소장, 대장 등의 장기가 있다.
배꼽을 누를 때 닿는 장기는 소장이다.

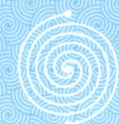

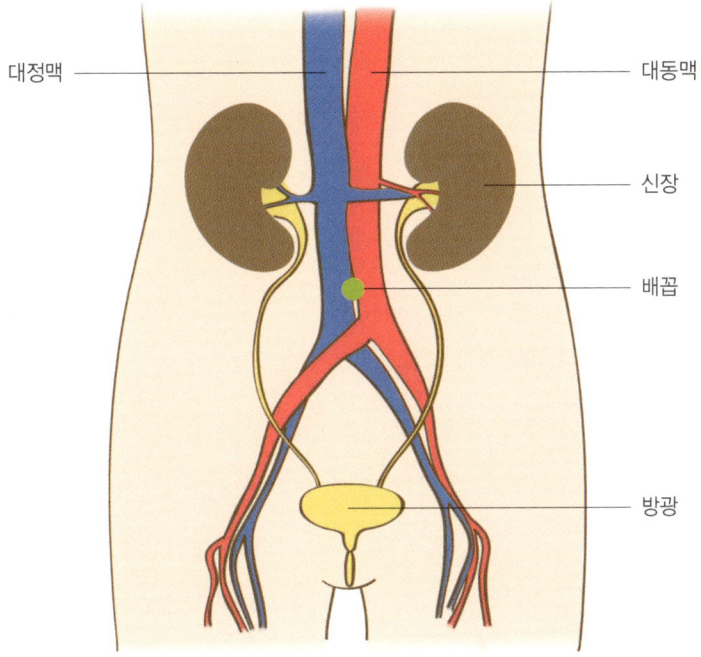

대정맥	대동맥
	신장
	배꼽
	방광

우리 몸에서 가장 굵은 혈관인 복대동맥과 복대정맥이 배꼽 바로 아래를 지난다.
손으로 배꼽을 지그시 누르면 맥이 강하게 뛰는 것을 느낄 수 있는데,
이것이 복대동맥의 박동이다. 복대동맥에서 여러 장기로 가는 혈관이 가지처럼 뻗어 나간다.
배꼽힐링은 이러한 위치에 있는 배꼽을 누르고 복부를 자극함으로써
온몸의 혈액순환을 매우 효과적으로 촉진시킨다.

배꼽을 누르면 면역력이 힘을 얻는다

배꼽 주변에는 큰 림프절들이 집중되어 있다. 이를 복부 림프절이라고 한다. 림프절은 면역기관이다. 혈관이 온몸에 분포하듯이 림프관도 몸 전체에 퍼져 있고, 면역세포가 들어 있는 림프액이 림프관을 타고 흐르면서 노폐물을 회수한다. 림프관들의 연결점인 림프절은 림프액을 검사하여 항체를 만드는 등 면역 반응을 담당한다.

배꼽 주변에는 이 같은 림프절이 배꼽을 에워싸듯이 많이 모여 있다. 배꼽힐링은 이 림프절들에 적절한 자극을 주어 림프액의 흐름을 원활하게 함으로써 면역 반응과 노폐물 배출 작용을 돕는다.

장을 풀어주면 면역력이 올라가는 또 다른 이유는 소장에 면역세포가 많이 모여 있기 때문이다. 소장을 흐르는 혈액 속에는 전체의 70퍼센트에 해당하는 면역세포가 존재한다. 우리 몸에서 특별히 소장에 면역세포가 많은 이유는 외부에서 들어온 음식물을 소화하는 과정에서 위험한 병원체를 잡아내고 독소를 즉시 걸러내야 하기 때문이다. 그런데 소장의 움직임이 활발하지 않아서 혈액의 흐름이 정체되면 이는 곧장 면역력 저하로 이어지게 된다. 따라서 소장에서 만성적인 혈액 정체가 일어나지 않게 하는 것이 면역력을 유지하는 데 매우 중요하다.

장의 면역력에는 장 속에 사는 미생물들도 영향을 미친다. 성인의 장 속에는 수 천 종의 미생물이 살고 있고, 이들의 총 무게는 1.3~1.8킬로그램에 이른다.

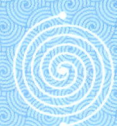

장내 미생물들은 음식물을 분해하고 비타민을 만들어내는 일뿐 아니라 병원체를 막아내는 역할도 한다. 장 속의 미생물은 크게 유익균, 중간균, 유해균으로 분류된다. 유익균은 소화를 촉진하고 영양소를 생성하고 유해균의 성장을 억제한다. 또한 면역세포가 정상적으로 기능하여 변이세포를 효과적으로 제거할 수 있도록 해 준다. 장의 상태가 나빠지면 유해균이 과도하게 증식해서 염증, 설사, 소화불량, 변비, 혈압상승, 간기능 저하, 비만, 항암 능력 저하 등을 초래할 수 있다.

중간균은 장내 환경에 따라 유익균이 많으면 유익균으로, 유해균이 많으면 유해균으로 작용한다. 장 건강을 지키려면 장내 환경을 개선해서 유익균의 수를 늘리는 것이 중요하다.

배꼽힐링은 장의 혈액순환을 촉진하고 복부 체온을 올림으로써 장내 미생물의 생태계를 건강하게 유지하는 환경을 만든다.

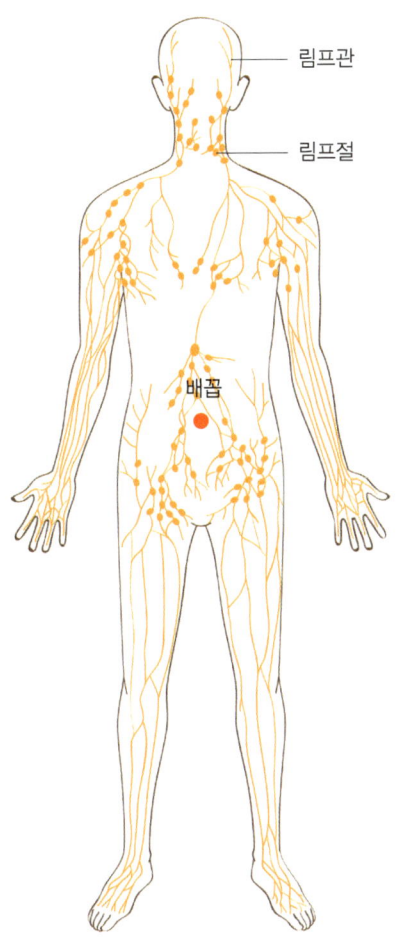

림프절은 온몸에 분포하는 면역 기관이다. 배꼽을 에워싸고 있는 것이 복부 림프절이다.

장을 풀면 정체된 감정도 풀린다

장은 소화기관으로 분류되지만 장의 생태계는 거기서 끝나지 않는다. 면역력에도 관여하고, 신경세포도 많고, 여러 종류의 비타민뿐 아니라 세로토닌 같은 신경전달물질도 만들어낸다. 진화된 순서로 보면 장이 뇌보다 먼저 생겼고, 뇌가 발달하기 전까지 장은 자체적으로 필요한 신경계를 갖추고 있었다. 뇌를 제외하면 신경세포가 가장 많이 분포하는 곳이 장이다. 뇌에는 1천억 개의 신경세포가 있고, 장 신경계에는 3억~5억 개의 신경세포가 있는데 이것은 척수에 있는 것보다 5배 정도 많은 수치다. 그래서 장을 '제2의 뇌' 또는 '복뇌腹腦'라고 한다.

  이 같은 장 신경계는 뇌와 독립적으로 운영이 되는데, 마치 뇌처럼 정보를 받아들여서 처리하고 소화기관에 명령을 한다. 장 신경계와 뇌의 연결이 끊어져도 장 신경계는 계속해서 활동을 한다. 어떻게 보면 뇌보다 장이 생명현상을 유지하는 데 큰 뿌리 역할을 한다고 볼 수 있다. 실제로 뇌사 상태에 빠져도 장은 제기능을 하지만, 장의 기능이 멈추면 뇌 기능은 곧 정지한다.

  장은 뇌처럼 감정 상태에 관여하는 신경전달물질을 만들어내기도 한다. 행복호르몬으로 불리는 세로토닌은 90퍼센트 이상, 쾌감에 관여하는 도파민은 약 50퍼센트가 장에서 생성된다. 이는 우리가 느끼는 감정에 장이 미치는 영향이 매우 크다는 것을 의미한다. 동양의학에서도 장이 감정 소화를 담당한다고 본다. 불안, 분노, 공포 같은 감정적 스트레스는 장 기능을 위축시키고, 이 때문에

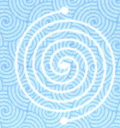

　장 건강이 나빠지면 긍정적 감정에 관여하는 세로토닌과 도파민 생성이 저하되어 악순환에 빠지게 된다. 급증하는 우울증이나 불안장애는 일차적으로 뇌가 아닌 장의 문제일 수 있다. 장의 긴장을 풀어주는 것만으로도 이 같은 증상의 개선을 기대할 수 있다. 장 건강은 좋은 기분을 유지하고 만족감과 의욕을 느끼는 데 가장 필수적인 요건이다. 주의력결핍 과잉행동장애(ADHD)나 자폐증, 알츠하이머 같은 증상도 장의 상태와 연관이 있고, 장 상태를 개선함으로써 이 같은 뇌 병변들이 호전 반응을 나타낸다는 연구결과가 보고되고 있다.

　장이 굳으면 혈액순환이 지체되어 심장에 부담을 주게 되고, 심장이 힘들면 뇌도 그 부담을 떠안을 수밖에 없다. 장을 잘 풀어주는 것만으로도 심장과 뇌로 이어지는 문제들을 예방하고, 전반적인 건강 상태를 개선할 수 있다.

　장의 움직임을 촉진하는 포인트가 배꼽이다. 배꼽힐링을 처음 하는 경우에는 배꼽에 손이나 기구가 닿는다는 생각에 긴장을 하기도 하지만, 체험을 해본 이후에는 배꼽을 누르는 순간 강력한 집중과 이완 효과가 나타난다. 배꼽이라는 부위의 특성 때문에 집중이 더 잘 되고 이완도 빠르게 일어난다. 또 배꼽힐링에서의 배꼽호흡은 날숨을 위주로 하는데, 날숨이 부교감신경을 활성화하여 이완 효과를 더욱 높여준다. 배꼽힐링을 하며 집중하고 이완하는 사이, 뭉쳐 있던 장의 긴장과 함께 감정적 긴장이 해소된다. 긴장된 몸과 마음을 편안한 상태로 전환하는 데 배꼽힐링 5분이면 충분하다.

배꼽을 눌러 활기를 살리는 기력소생술

물에 빠진 사람을 보면 서둘러 건져내는 게 급선무다. 건강의 측면에서 볼 때, 물에 빠진 사람과 비슷한 처지에 있는 사람들이 무척 많다. 이런 다급한 상황에 처한 사람들을 어떻게 도와야 할까. 하기만 하면 즉시 효과를 얻을 수 있는 건강법, 하면 할수록 자신의 몸을 알게 되고 생명력을 회복할 수 있는 건강법이라야 도움이 될 것이다. 배꼽힐링은 이러한 조건을 갖춘 일종의 구급처방이다.

심장이 멈춘 사람에게 심폐소생술(CPR)을 하듯, 배꼽힐링은 건강이 무너진 사람에게 배꼽을 눌러서 활기를 살리는 기력소생술(Energy CPR)이라고 할 수 있다. 복부를 누르면 장 속에 흐르는 혈액을 펌핑하여 전신으로 순환시키는 효과가 있다. 미국의 패터슨 병원과 조세프 병원이 심장정지 환자를 대상으로 응급처치 한 결과를 보면 복부 압박의 효과를 알 수 있다. 이들 연구진은 103명의 심장정지 환자에게 두 가지 방식으로 응급처치를 실시했다. 하나는 인공호흡을 하면서 가슴을 누르는 일반적인 심폐소생술, 다른 하나는 일반적인 심폐소생술과 함께 복부 압박을 병행하는 새로운 심폐소생술이었다. 그 결과, 가슴 압박만 했을 때의 회복률은 7퍼센트인데 비해 복부 압박을 함께 했을 때는 25퍼센트의 회복률을 보여 3배 이상 차이를 나타냈다. 복부를 누르면 혈액순환 효과뿐 아니라, 장을 유연하게 하여 횡격막이 복부 쪽으로 깊숙이 내려올 수 있게 해준다. 그래서 기력이 없거나 피곤할 때 잠깐이라도 배꼽힐링을 하면 호흡이 깊어지면서 몸에 활력이 살아나고 몸이 따뜻해진다.

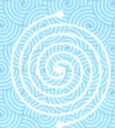

　건강 상태를 점검하려면 배를 만져보면 바로 알 수 있다. 배가 따뜻한지 차가운지, 부드러운지 딱딱한지 정도만 확인해도 전체적인 건강 상태를 파악할 수 있다. 배가 차갑고 딱딱하게 뭉쳐 있으면 건강에 이미 적신호가 들어온 상태다. 배가 차가운 사람은 저체온인 경우가 많다. 인체의 정상체온은 36.5~37.5도인데 이보다 체온이 낮으면 저체온으로 진단한다. 저체온 상태가 지속되면 혈액순환, 신진대사, 해독작용이 약화되고 면역력도 떨어진다. 배가 차가우면 뱃살도 잘 붙는다. 배를 따뜻하게 해주면 뱃살 붙는 환경을 바꾸어 다이어트 효과를 얻을 수 있다.

　배를 따뜻하게 하려면 장부터 풀어야 한다. 장이 풀리면 혈액순환이 좋아져 배가 따뜻해진다. 배꼽힐링을 하면 열감이 배에서부터 손끝 발끝으로 번져가는 것이 느껴질 정도로 몸을 따뜻하게 하는 효과가 탁월하다. 단전호흡을 하여 몸과 마음이 안정되는 것은 하단전을 중심으로 인체의 여러 가지 균형이 맞춰지기 때문이다. 배꼽힐링도 이와 같은 효과가 있다. 단전호흡은 30분 이상 해야 하지만 배꼽힐링은 5분이면 된다.

복부에 있는 주요 혈자리. 한의학에서는 배꼽 혈자리를 '신궐'이라고 한다. 신궐혈은 갑자기 실신하거나 고혈압, 중풍으로 쓰려졌을 때 응급처치하는 혈자리로 쓰인다. 체온이 낮아서 생기는 각종 장 질환, 수족 냉증, 월경이상 등의 증세를 개선할 때도 신궐혈을 활용한다.

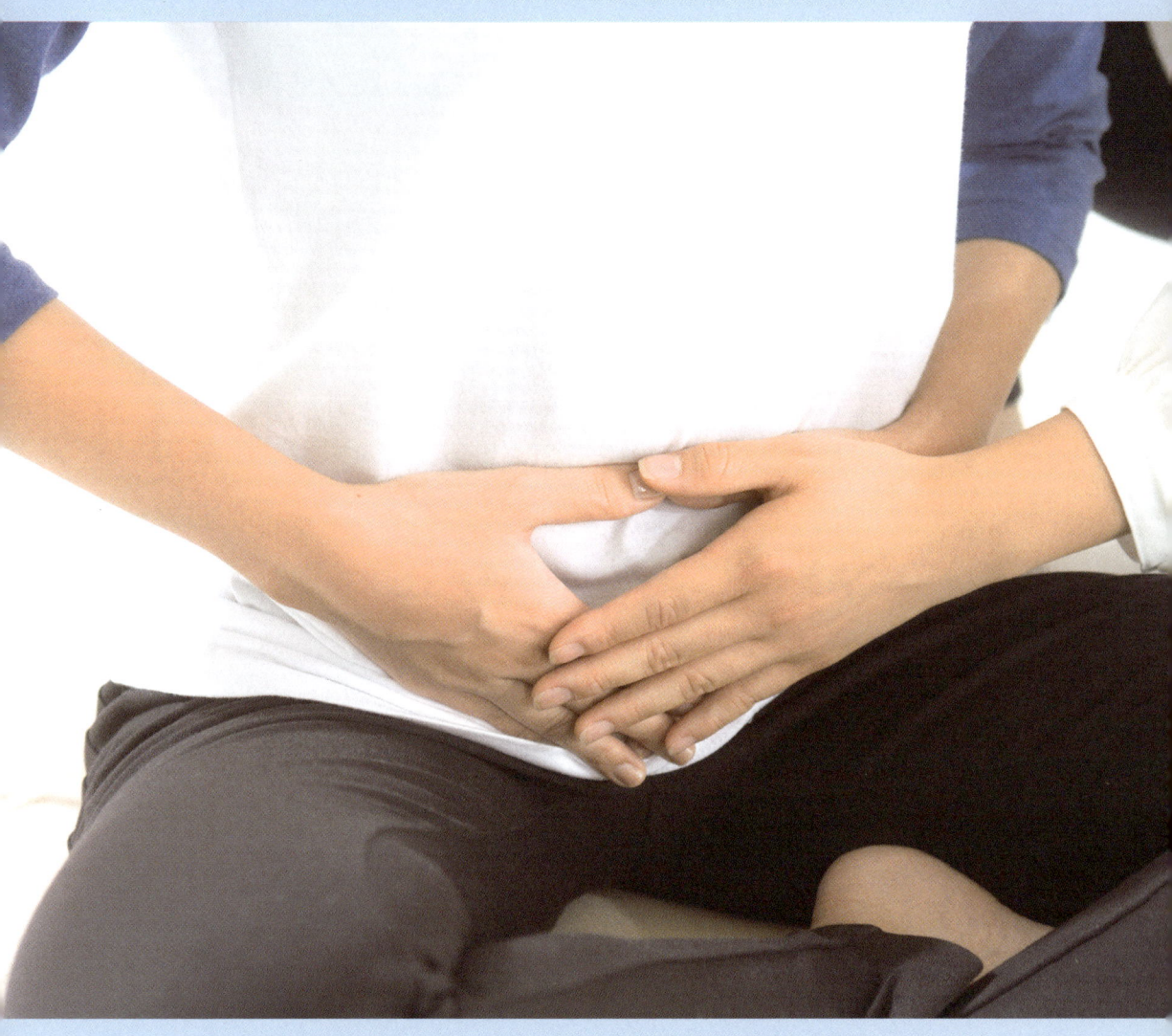

심장이 멈춘 사람에게 심폐소생술을 하듯,
배꼽힐링은 건강이 무너진 사람에게 배꼽을 눌러서
활기를 살리는 기력소생술이라고 할 수 있다.

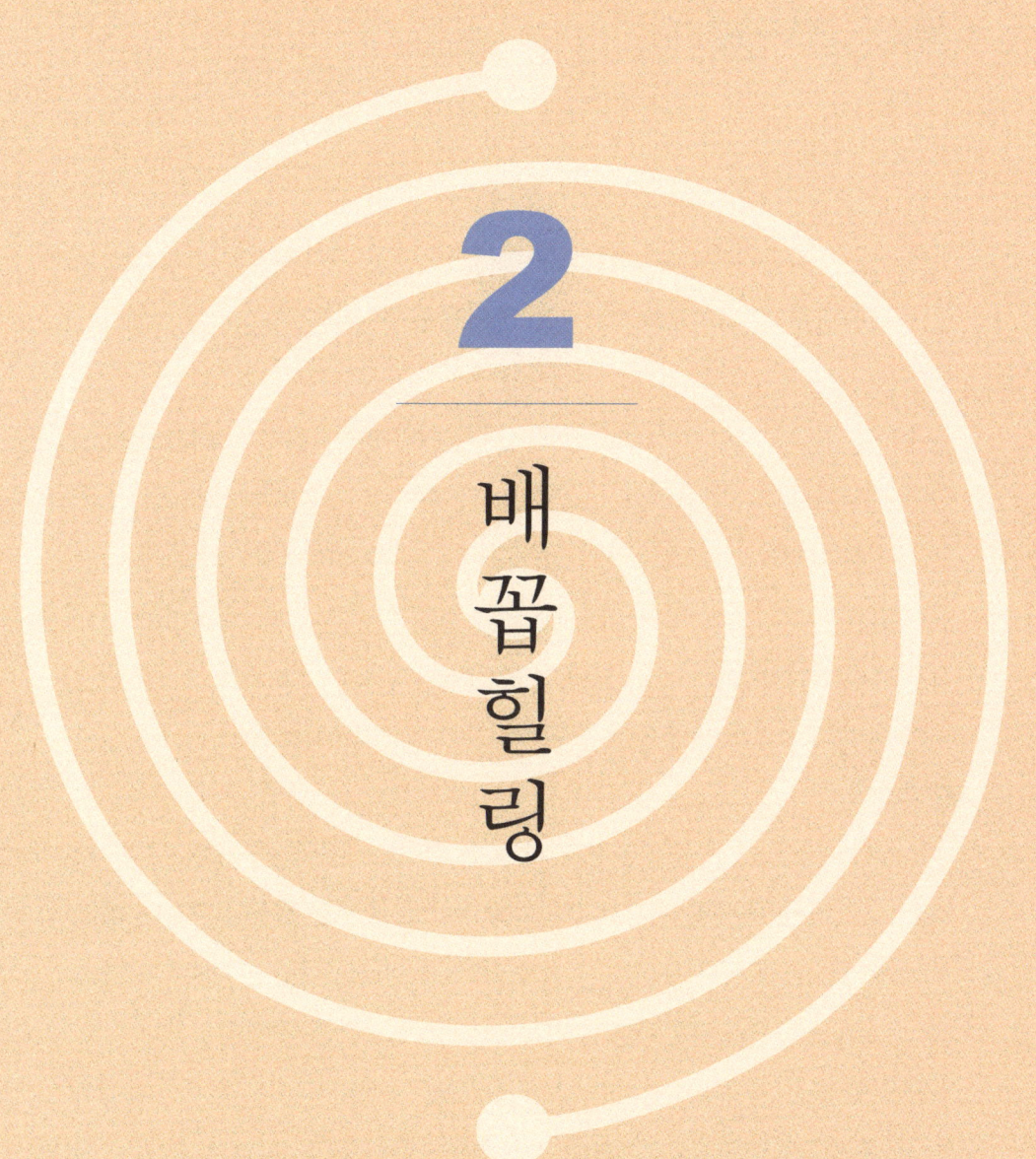

2
배꼽힐링

몸이 자연이다

할머니 손이 약손인 이유는 손주를 사랑하는 마음이 깊어서다. 실제로 사랑하는 사람과 손을 잡는 것만으로도 스트레스와 통증이 감소한다는 연구 결과가 있다.

사랑이 약이다. 사랑이 약손을 만들고, 사랑이 자연치유력을 높인다. 아픈 사람을 안쓰러워하는 마음, 어서 낫기를 바라는 마음, 더 건강해지기를 기원하는 마음이 간절할 때 손에 치유의 힘이 실린다. 내 손으로 나를 힐링할 때도 마찬가지다. 내 몸을 소중히 여기는 마음으로 정성껏 누르고, 두드리고, 쓸어주면 그 사랑의 에너지에 몸이 반응한다. 몸은 자연이기 때문이다. 몸은 그저 살덩어리가 아니다. 자연의 에너지가 응집되어 자연의 이치대로 순환하고 소통하는 생명체다.

몸이 자연임을 알 때 몸을 쓰는 감각, 몸을 살리는 감각을 터득할 수 있다. 이를 알지 못해서 제 몸을 함부로 쓰고 폭력적으로 다루는 경우가 너무 많다. 무심코 먹는 음식 아닌 음식들, 과식과 폭식, 다이어트, 잘못된 자세와 잘못된 운동, 과로, 스트레스 같은 것들이 다 스스로 몸에 가하는 폭력이다.

몸을 알려면 자기 몸에 관심을 갖는 것부터 시작한다. 몸의 어딘가가 불편하면 왜 불편한지, 어떻게 하면 좀 더 편안해지는지를 살피다 보면 차츰 몸을 알게 된다.

배꼽힐링은 몸을 아는 과정, 약손이 되는 과정이다. 자신과 가족의 건강과 행

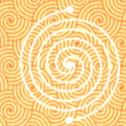

　복을 지켜줄 배꼽힐링법의 가장 큰 특징은 굳이 배우고 익힐 것이 없다는 것이다. 누구나 그냥 하면 된다. 배꼽힐링 전용 도구가 있지만 당장 준비되어 있지 않다면 손으로 하면 된다. 전용 도구와 비슷하게 기능할 만한 다른 기구를 활용해도 좋다.

　배꼽힐링에서 중요한 것은 도구나 방법이 아니다. 하는 것 자체가 가장 중요하다. 몸에 집중하고, 주의 깊게 몸의 반응을 살피면 된다. 이런 가운데 치유가 일어나고 감각이 열린다. 배꼽힐링으로 건강해지고 행복해지는 비결이 여기에 있다.

힐링하는 마음가짐

- 몸과 마음의 긴장을 푼다. 힐링은 자연스러운 상태로 돌아가게 하는 것이므로 다른 사람을 힐링할 때나 스스로 힐링할 때 마음을 편안하게 안정시키는 것이 무엇보다 우선이다.
- 힐링 에너지는 하는 사람과 받는 사람이 공유하게 된다. 건강과 행복을 기원하고 서로 감사하는 마음으로 호흡을 맞추는 가운데 치유의 파장이 만들어진다.
- 손만 대도 아프다고 하는 경우에는 몸의 문제보다 강한 심리적 긴장이 원인일 수 있으므로 자신의 방법에 매이지 않아야 한다. 이완을 도울 수 있는 다른 방법을 찾아서 천천히 적응할 수 있도록 주의 깊은 배려가 필요하다.

배꼽힐링 1단계 : 배꼽호흡

배꼽힐링 1단계는 배꼽호흡이다. 배꼽호흡은 손이나 배꼽힐링기로 배꼽을 펌핑하면서 내쉬는 숨에 집중하여 몸과 마음의 이완을 유도한다.

배꼽호흡은 의자에 앉거나 바닥에 누워서 한다. 서서 해도 괜찮지만 서 있는 자세에서는 복부가 어느 정도 긴장될 수밖에 없기 때문에 앉거나 눕는 자세가 이완하는 데 더 도움이 된다.

의자에 앉아서 하는 배꼽호흡은 특히 일터에서 잠깐의 짬을 이용해 틈틈이 할 수 있기 때문에 배꼽힐링을 생활화하는 데 아주 좋다. 배꼽힐링기가 없을 때는 양 손끝으로 배꼽을 누르면서 하면 된다. 다만 손으로 할 때는 어깨에 힘이 들어가기 때문에 배꼽힐링기를 이용하는 것이 좀 더 편안하게 이완한 상태로 할 수 있다.

1. 의자에 앉거나 바닥에 눕는다. 의자에 앉을 때는 상체를 의자 등받이에 편안히 기댄다.
2. 배꼽힐링기로 배꼽을 누른다. 배꼽힐링기가 없을 때는 양 손끝으로 누른다.
3. 어깨에 힘을 빼고, 말을 타듯이 경쾌하게 리듬을 타며 배꼽을 펌핑한다.
4. 배꼽을 누를 때 입이나 코로 숨을 훅훅 내쉰다. 내쉬는 숨에 집중하면 이완 효과가 커진다.
5. 한 번에 100~300번 정도 한다. 시간으로는 1~3분. 한 번에 많이 하는 것보다 짧게 자주 하는 것이 좋다.
6. 배꼽힐링을 하는 동안에는 배에 온전히 집중한다.

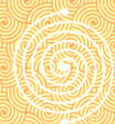

7. 배꼽힐링이 끝나면 배에서부터 손끝 발끝까지 몸 전체의 느낌에 집중한다.

8. 따뜻해진 배가 부드럽게 움직이는 것을 느끼며 편안하게 호흡한다.

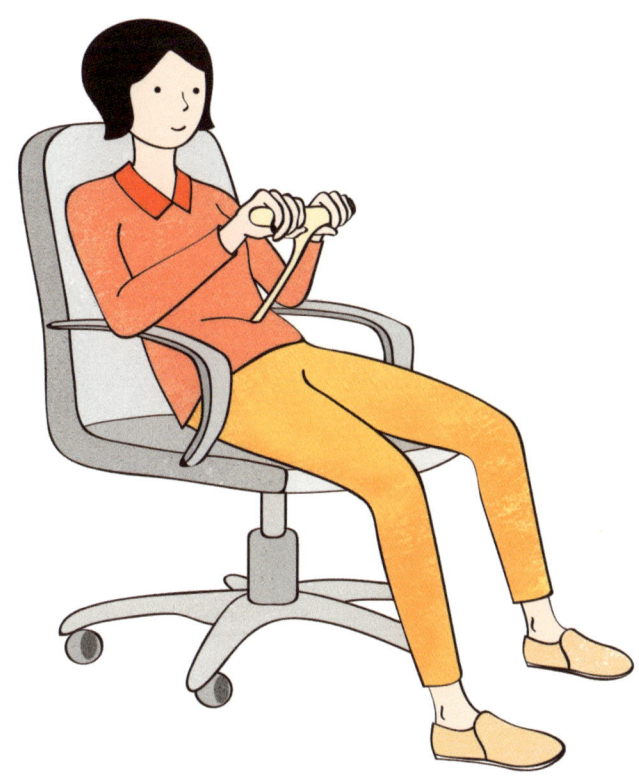

배꼽힐링기를 이용해 의자에 앉아서 하는 배꼽호흡. 허리 통증이 있는 경우에는 의자에 기대는 자세보다 서거나 누워서 하는 것이 더 안정적이고 효과적이다.

함께하는 배꼽호흡

배꼽호흡은 혼자서도, 둘이서도 할 수 있다. 다른 사람이 해 줄 때는 자신의 몸에 좀 더 집중하고 편안하게 이완할 수 있어서 좋다.

다른 사람에게 배꼽힐링을 할 때는 배꼽힐링기를 사용하지 않고 손으로 한다. 배꼽힐링기는 자신에게 사용하는 것을 기본으로 하며, 다른 사람에게 해줄 때는 자기 몸에 사용하는 감각이 완전히 익숙해진 이후에 주의 깊게 사용한다.

배꼽힐링을 처음 하는 사람이나 장이 많이 굳은 사람에게 배꼽힐링을 할 때는 미리 긴장을 좀 풀어 주는 것이 좋다. 긴장된 상태에서 배꼽을 누르면 복부에 통증을 더 많이 느끼게 된다. 누운 상태에서 배를 가볍게 쓸어주거나, 양 발 끝을 잡고 살짝 흔들어주면 몸과 마음을 이완하는 데 도움이 된다. 뒤에서 소개하는 단전치기나 장운동 등을 먼저 하고 시작하는 것도 좋다.

힐링하는 사람

1. 힐링받는 사람의 옆에 앉는다.
2. 두 손을 겹쳐서 손끝으로 배꼽을 지그시 누른다.
3. 손끝에 배꼽 안쪽의 맥박이 느껴질 때까지 눌러 보고, 힐링받는 사람이 통증을 호소하지 않으면 가볍게 배꼽 펌핑을 시작한다.
4. 힐링받는 사람이 배꼽을 누를 때 아프다고 하면 손바닥으로 배꼽과 배꼽 주변을 먼저 부드럽게 풀어준 다음에 다시 시도한다.
5. 배꼽 안쪽의 맥박을 느끼며 그 리듬을 따라 펌핑하듯이 손끝으로 배꼽을 경쾌하게

누른다.

6. 한 번에 100~300번 정도 한다. 시간으로는 1~3분. 한 번에 많이 하는 것보다 짧게 자주 하는 것이 좋다.

7. 배꼽힐링을 마치면 힐링받는 사람과 함께 숨을 고르며 조용히 눈을 감고 호흡을 한다.

8. 밝고 따뜻한 힐링 에너지가 두 사람을 정화하고 치유하는 것을 느낀다.

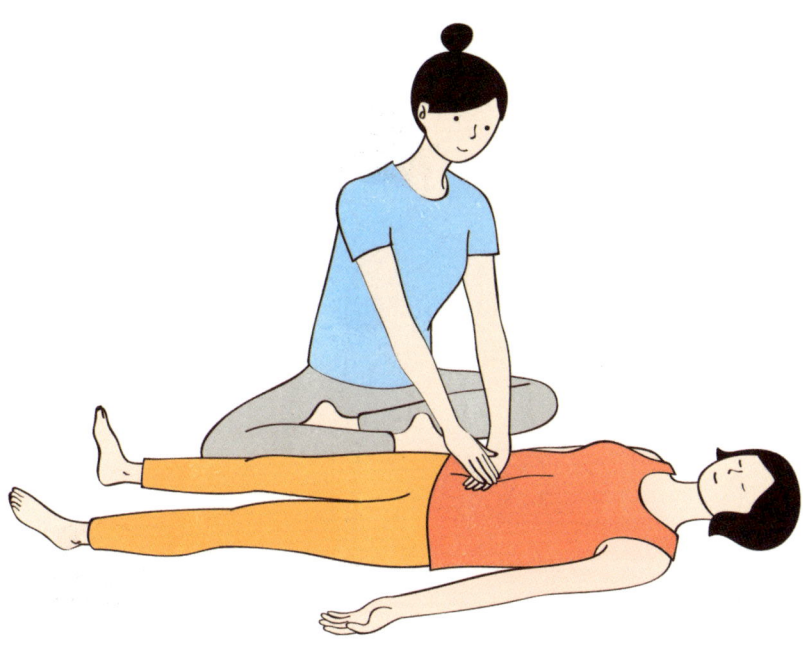

힐링받는 사람은 편안히 눕고, 하는 사람은 받는 사람의 오른편에 앉거나 무릎을 바닥에 댄 자세로 한다.

힐링받는 사람

1. 바닥에 등을 대고 편안히 눕는다.

2. 눈을 감고 몸에 힘을 뺀다.

3. 힐링하는 사람의 손이 배꼽에 닿을 때 탯줄이 연결되어 있다고 상상하고 힐링 에너지를 받아들인다.

4. 배꼽을 누를 때 입이나 코로 숨을 훅훅 내쉰다. 숨을 내쉬면서 하면 이완 효과가 더 크다.

5. 배꼽힐링을 받는 동안에는 배에 온전히 집중한다.

6. 배꼽힐링이 끝나면 배에서부터 손끝 발끝까지 몸 전체의 느낌에 집중한다.

7. 따뜻해진 배가 부드럽게 움직이는 것을 느끼며 편안하게 호흡한다.

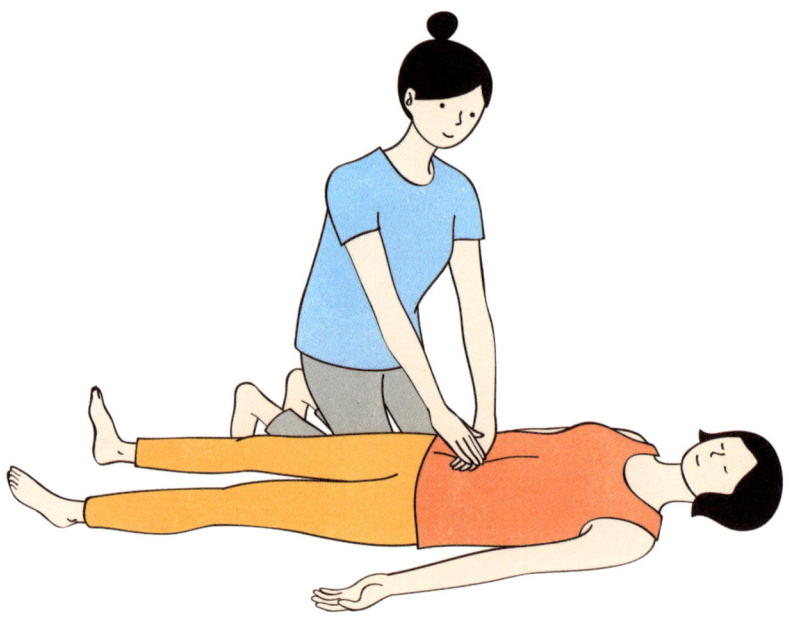

힐링하는 사람의 손이 배꼽에 닿을 때 탯줄이 연결되어 있다고 상상하고 힐링 에너지를 받아들인다.

배꼽힐링 2단계 : 배꼽활공

배꼽힐링 2단계는 배꼽활공이다. 배꼽활공은 배꼽을 중심으로 복부의 통점을 찾아 풀어줌으로써 그와 관련된 부위의 문제를 해소한다.

　배꼽활공은 누운 자세로 시작한다. 배꼽힐링기로 배꼽을 여러 방향에서 누르며 통점을 찾는다. 통점 부위를 배꼽힐링기의 뭉툭한 부분을 이용해 지그시 누르며 풀어준다.

　배꼽힐링기가 없을 때는 양 손끝을 세워 통점을 찾고, 통점 부위를 손끝이나 손바닥으로 지그시 누르면서 부드럽게 풀어준다.

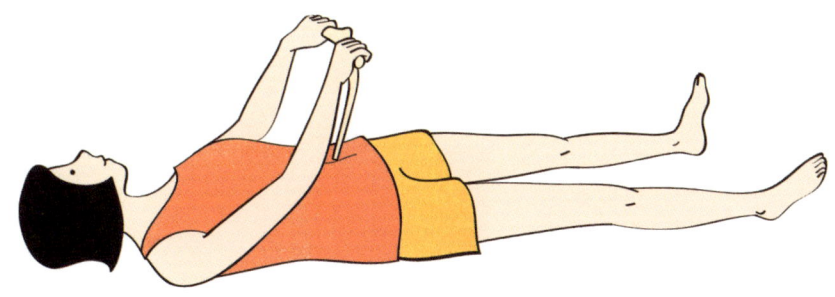

누워서 배꼽힐링기로 배꼽을 누르며 통점을 찾아 풀어준다.

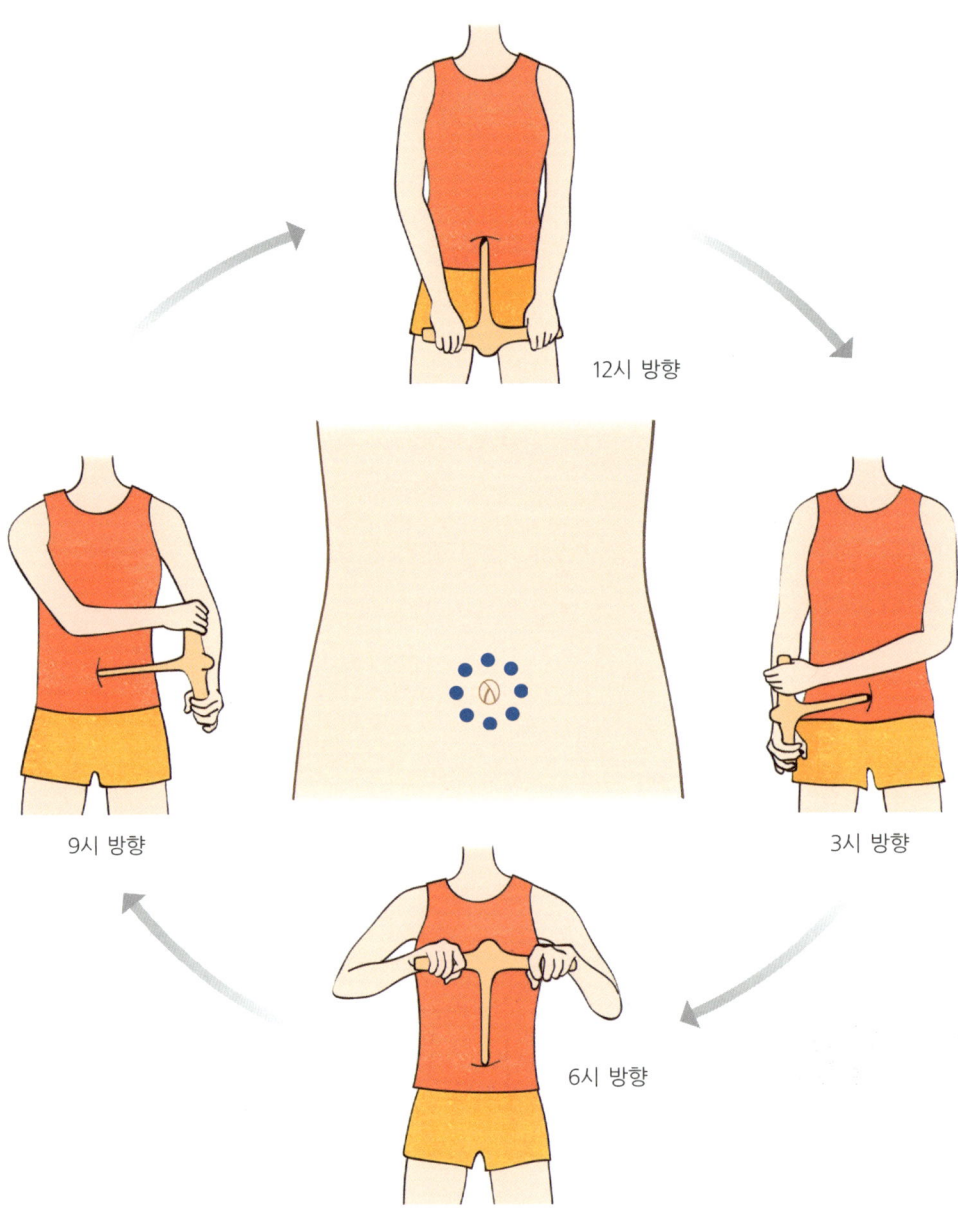

배꼽힐링기로 배꼽을 시계방향으로 지그시 누르며 통점을 찾는다. 배꼽을 중심으로 크게 8등분하여 누르고, 통증이 느껴지는 부위를 손이나 배꼽힐링기의 뭉툭한 면을 이용해 부드럽게 풀어준다.

함께하는 배꼽활공

배꼽활공을 혼자 할 때는 자신의 몸을 세밀히 느끼고 그에 따라 알맞게 풀어줄 수 있어서 좋고, 두 사람이 함께 할 때는 힐링 에너지가 더욱 커져서 좋다.

다른 사람에게 배꼽활공을 할 때는 배꼽힐링기를 사용하지 않고 손으로 한다.

힐링하는 사람

1. 힐링받는 사람에게 평소 몸에 불편한 곳이나 건강상의 문제가 있는지를 물어서 몸의 상태를 파악한다.
2. 힐링받는 사람의 배꼽을 중심으로 크게 8등분 했다고 상상하고, 손끝으로 배꼽과 배꼽 주변을 지그시 누르며 통증 부위를 찾는다. 힐링받는 사람이 아픈 곳의 위치를 시계 숫자판의 숫자로 말하도록 한다.
3. 통증이 있는 곳을 손으로 꼼꼼히 누르거나 진동을 주면서 풀어준다.
4. 한 번에 통증이 다 풀리지는 않으므로 이후에 할 때마다 통증의 정도를 확인한다.
5. 통증을 느끼는 부분도 매번 달라질 수 있다.
6. 통증 부위를 찾아서 풀어줄 때 배꼽힐링기를 사용할 수도 있다. 배꼽힐링기를 사용할 때는 세 방향의 봉 중에서 끝부분이 뭉툭한 면을 이용해 지그시 누른다.
7. 배꼽힐링을 마치면 힐링받는 사람과 함께 숨을 고르며 조용히 눈을 감고 호흡을 한다.
8. 밝고 따뜻한 힐링 에너지가 두 사람을 정화하고 치유하는 것을 느낀다.

힐링받는 사람

1. 바닥에 등을 대고 편안히 눕는다.

2. 눈을 감고 몸에 힘을 뺀다.

3. 힐링하는 사람의 손이 배꼽에 닿을 때 탯줄이 연결되어 있다고 상상하고 힐링 에너지를 받아들인다.

4. 배꼽을 누를 때 통증이 느껴지는 곳을 힐링하는 사람에게 시계 숫자판의 숫자로 알려준다. 몸의 다른 부위에 통증이나 다른 반응을 느끼면 이것도 그때그때 이야기한다.

5. 통증이 있는 곳을 풀어 줄 때는 내쉬는 숨에 집중하면서 최대한 이완을 유지한다.

6. 배꼽힐링이 끝나면 몸의 느낌에 집중하면서 호흡을 한다.

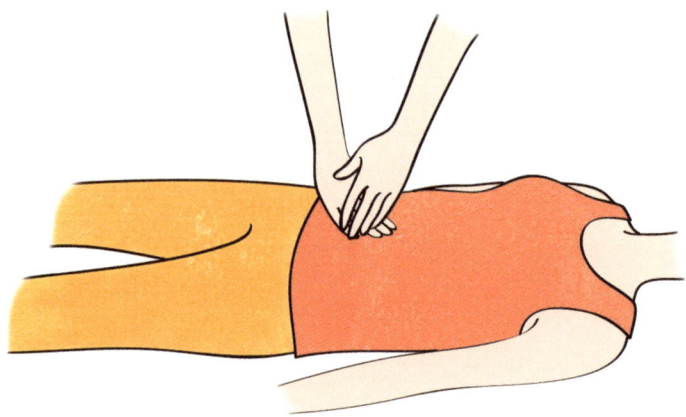

배꼽활공을 두 사람이 함께하면 힐링 에너지를 더 크게 느낄 수 있다.

배꼽힐링의 효과

◎ 혈액순환을 촉진한다

배꼽힐링은 우리 몸 전체 혈액량의 30~40퍼센트가 흐르고 있는 장을 자극함으로써 혈액순환을 촉진한다.

배꼽힐링기로 종아리와 발바닥을 눌러주면서 마사지하는 것도 혈액순환에 큰 도움이 된다. 종아리와 발바닥은 '제 2의 심장'이라 불릴 만큼 혈액순환에 중요한 몫을 하는 곳이다.

◎ 머리가 맑아진다

혈액순환이 잘 되면 뇌에 산소 공급이 충분히 이뤄져 머리가 맑아지고, 눈앞이 환해지는 느낌이 든다.

◎ 배가 따뜻해지고, 체온이 올라간다

배꼽힐링을 1~2분만 해도 온몸이 금방 따뜻해진다. 장이 굳으면 배가 차갑다. 인체의 정상체온은 36.5~37.5도인데, 이보다 체온이 낮은 사람이 무척 많다. 특히 배가 차가운 사람은 지속적인 저체온 상태일 가능성이 높다.

체온이 떨어지면 혈액순환, 신진대사, 해독작용이 약화되고 삶의 의욕도 떨어진다. 또한 체온은 면역력과도 직결된다. 체온이 떨어지면 면역력이 크게 감소한다. 만성 저체온인 사람, 일 년 내내 손발이 차가운 사람도 배꼽힐링으로 장을 풀면서 혈액순환 기능을 높이면 정상체온으로 회복할 수 있다.

◎ **관절의 통증이 완화된다**

복부는 근막과 혈관, 신경계를 통해 고관절, 다리, 팔에 있는 관절들과 연결되어 있다. 배꼽힐링으로 근막과 근육의 긴장을 이완시키면 움직임이 유연해지고 자세가 바로잡히면서 잘못된 자세로 인한 관절의 통증이 완화된다.

◎ **몸의 활력을 높인다**

소장은 음식물 속의 영양분을 흡수하는 일을 하기 때문에 소장을 흐르는 혈액 속에는 영양분이 가득하다. 배꼽힐링으로 소장을 펌핑하면 소장의 혈액이 온몸으로 원활하게 공급되고, 이로써 세포는 우리 몸에 필요한 에너지를 충분히 생산할 수 있게 된다. 세포가 에너지 생산을 원활하게 할 때 몸의 활력이 증대된다.

◎ **노폐물과 독소 배출이 원활해진다**

배꼽 안쪽에는 큰 림프절 다발이 있다. 림프절은 몸 곳곳에 분포하는데 이 중 배에 있는 림프절 다발이 가장 크다. 림프절은 면역반응을 담당하는 곳으로 우리 몸의 노폐물과 독소를 걸러내고 배출하는 일을 한다.

배꼽힐링을 하면 배꼽 주변에 집중되어 있는 복부 림프절에 자극을 주어 노폐물과 독소를 정화하는 작용이 활발해진다.

◎ **순간 이완 효과가 강력하다**

배꼽힐링을 하면 배꼽을 통한 이완 효과와 더불어 숨을 훅훅 내쉬는 날숨의 이완 효과를 함께 얻을 수 있다. 인체의 뿌리인 배꼽은 온몸에 연결되어 있어서 배꼽을 누르면 몸 전체에 신호가 전달된다. 생명줄인 탯줄을 연결했던 곳이기 때문에 배꼽을 누르는 순간 생명에너지가 파동치며 긴장을 해소하고 편안한 이완 상태로 들어가게 한다.

배꼽힐링을 할 때 날숨에 집중하는 것도 이완 효과를 높이기 위해서다. 호흡은 자율신경에 직접적으로 영향을 미친다. 숨을 내쉴 때는 맥박이 느려지고 들이쉴 때는 맥박이 빨라지는데, 맥박이 빨라지는 것은 교감신경의 작용이고 느려지는 것은 부교감신경의 작용이다. 부교감신경은 우리 몸의 휴식과 충전과 치유를 담당한다. 몸을 이완시켜 에너지를 보충하고, 독소를 배출하여 손상된 부분을 보수하는 역할을 한다. 배꼽힐링은 날숨에 집중함으로써 부교감신경 우위의 상태를 유도한다.

배꼽은 몸에서 긴장된 부위를 찾아내는 버튼이다. 배꼽을 누르면 어깨, 허리, 다리 등 몸 곳곳에서 신호를 보낸다. 배꼽힐링을 통해 몸의 긴장 상태를 점검하고, 그때그때 이완하는 생활습관을 기른다면 건강백세를 꿈꿀 수 있다.

◎ **감정적 긴장이 해소된다**

장에는 4억~6억 개에 이르는 신경세포가 분포하고, 뇌뿐 아니라 장에서도 주요한 신경전달물질을 만들어낸다. 특히 행복 호르몬으로 불리는 세로토닌은 전체의 90퍼센트, 쾌감에 관여하는 도파민은 50퍼센트 이상 장에서 분비된다.

그래서 장을 '제2의 뇌' 또는 '복뇌腹腦'라 한다.

동양의학에서는 장이 음식물 소화뿐 아니라 감정 소화도 담당한다고 본다. 불안이나 분노, 공포 같은 감정적 스트레스는 장 기능을 위축시킨다. 따라서 장의 긴장을 풀어 장 기능을 활성화하면 소화되지 않고 정체돼 있던 감정을 해소할 수 있다.

배꼽힐링은 장을 이완함으로써 육체적 긴장뿐 아니라 감정적 긴장까지 해소하는 효과가 있다.

◎ 의욕과 만족감이 생긴다

건강한 장은 행복감을 주는 세로토닌을 원활하게 만들어낸다. 세로토닌은 좋은 기분을 유지하고 의욕과 만족감을 느끼게 한다. 내가 장을 건강하게 해주면 장은 내게 행복감을 선사한다.

◎ 호흡이 깊어진다

장이 풀리면 호흡이 깊고 편안해진다. 가슴호흡을 해온 사람이 이제부터 복식호흡을 하자 해도 바로 그렇게 되지는 않는다. 잠깐 동안은 의식적으로 복식호흡을 할 수 있지만 곧 가슴호흡으로 돌아간다. 가슴호흡을 하는 사람은 대부분 장이 굳어 있다. 장이 굳었기 때문에 호흡이 위로 올라가고, 호흡이 위로 떠 있으니까 장이 더 굳는다. 굳은 장으로는 복식호흡을 하기 힘들다. 억지로 하면 속만 더 답답해진다.

복식호흡을 하려면 장을 먼저 풀어주어야 한다. 아기는 숨 쉴 때마다 배가

오르락내리락 한다. 본래는 복식호흡이 자연스러운 상태인데 스트레스로 긴장이 계속되면 인체의 균형이 깨지면서 호흡이 점차 위로 올라가게 된다.

복식호흡은 우리 몸의 균형 상태를 점검하는 하나의 지표라고 할 수 있다. 배꼽힐링으로 장을 풀어주고 긴장을 해소하면 복식호흡을 편안하게 할 수 있다.

◎ 소화가 잘 되고, 배변이 원활해진다

배꼽힐링은 몸속 장기들에 생기를 북돋아주어 각 장기들이 제 기능을 활발하게 할 수 있도록 한다. 따라서 소화 기능이 전반적으로 좋아지고, 배변 활동도 수십 년 된 만성변비를 해결할 정도로 원활해진다.

◎ 뱃살이 줄고 탄탄해진다

배꼽힐링을 하면 뱃살 다이어트 효과가 있다. 일주일 정도만 지나도 뱃살에 탄력이 생기는 것을 느낄 수 있고, 꾸준히 하면 배의 군살도 뺄 수 있다.

복부에는 여러 장기와 근육, 척추, 혈관과 신경다발들이 차곡차곡 들어차 있다. 이들 곳곳에 긴장으로 위축되어 있던 부분이 배꼽힐링으로 풀리면 배의 모양 자체가 달라지기도 한다. 중심에서 좀 치우치거나 이지러져 있던 배꼽 모양이 바로잡히고, 허리선이 살아난다.

◎ 피부가 좋아진다

혈액순환과 림프계 순환, 기혈순환 등 우리 몸의 순환 기능이 좋아지고, 소화와 배변 기능이 개선되면 노폐물과 독소 배출 작용도 원활해진다. 이를 눈으로 확인하려면 피부 상태를 보면 된다. 피부는 배출기관의 하나다. 몸 전체의 배출 기능이 원활하면 피부의 부담이 줄어들어 더 깨끗하고 윤기 있는 피부가 된다.

◎ 면역력과 자연치유력이 향상된다

우리 몸 전체 면역세포의 70퍼센트가 장에 모여 있다. 면역세포뿐 아니라 림프구의 70퍼센트, 우리 몸에서 만들어내는 항체의 70퍼센트가 장에 있다. 장건강이 우리 몸의 면역력을 좌우한다는 말은 결코 지나친 표현이 아니다.

배꼽힐링으로 장건강을 향상시키면 그만큼 면역력이 올라간다. 또한 혈액순환과 림프계 순환, 기혈순환을 원활하게 함으로써 우리 몸의 자연치유력을 향상시킨다.

◎ 가족사랑이 돈독해진다

배꼽힐링은 건강법이자 사랑법이다. 배꼽힐링으로 내 몸 건강을 지키는 것은 물론 가족의 건강을 챙기고, 더 친밀하게 소통하면서 가족 간에 사랑을 키울 수 있다.

배꼽힐링 할 때 알아둘 점

◎ 배꼽힐링은 언제 어느 때 해도 좋지만 식후에 바로 하는 것은 피한다. 식후 얼마 지나지 않아서 할 경우에는 소화를 돕기 위해 배를 가볍게 쓸어주고 문지르는 정도로 한다.

◎ 배꼽힐링기는 자신에게 사용하는 것을 기본으로 하며, 다른 사람에게 해줄 때는 자기 몸에 사용하는 감각이 완전히 익숙해진 이후에 주의 깊게 사용한다.

◎ 만7세 이하의 어린이에게는 도구를 이용한 배꼽힐링을 하지 않는다. 어린이는 장기가 연약하기 때문에 외부 자극에 주의를 기울여야 한다.
  아이가 배탈이 나거나 감기에 걸렸을 때, 또는 본래 체력이 약한 아이의 배를 손으로 부드럽게 만져주는 것은 괜찮다. 쓸어주거나 살살 문지르고 흔들어주는 정도로 배를 마사지하고, 배를 항상 따뜻하게 해준다.

◎ 임산부, 고령자, 질병이 있거나 장기에 직접적인 문제가 있는 사람, 혈관이 약한 사람, 근래에 개복 수술을 했거나 복부에 상처가 있는 사람에게는 배꼽힐링을 하지 않는다.

◎ 노인은 복부의 피부와 장기가 약하기 때문에 배꼽힐링기를 사용할 때 너무 강한 압박이 가지 않도록 주의한다. 배꼽힐링기나 손을 이용해 부드럽게 꾹꾹 누르는 정도로 한다.

◎ 고혈압, 심장병, 복부 대동맥경화가 있는 경우에는 배꼽을 강하게 누르지 않아야 한다. 특히 대동맥이 지나는 배꼽 안쪽을 깊이 압박하는 것은 피하는 것이 좋다. 갑자기 혈압이 올라가거나 대동맥을 손상시킬 수 있기 때문이다. 부드럽게 눌러 주어도 배꼽힐링의 효과를 충분히 얻을 수 있다.

◎ 눌렀을 때 통증이 있는 부위는 매우 주의 깊게 다뤄야 한다. 무조건 강하게 누르거나 오래 누른다고 통증이 없어지지는 않는다. 직접적으로 통증 부위를 누르기 전에 그 주위부터 풀어주면서 조금씩 통증 부위로 접근하는 것이 좋다. 통증 부위는 지그시 누른 채로 문지르거나 가볍게 진동을 주면서 풀어준다.

◎ 맨살에 배꼽힐링기를 사용하지 않는다. 배꼽힐링기는 배꼽에 직접 닿는 형태이므로 맨살에 하면 자극 때문에 피부가 붉어질 수 있다. 배꼽힐링기를 사용할 때는 옷 위에 하는 것이 안전하다. 배에 지방이 아주 적고 피부가 얇은 경우에는 옷 위에 수건을 한 장 올리고 한다.

◎ 전용 배꼽힐링기가 아닌 다른 기구를 사용해 배꼽힐링을 하는 경우도 있을

것이다. 다른 기구를 사용하고자 할 때는 형태와 재질을 잘 살펴서 안전한 것을 고르도록 한다. 끝이 너무 뾰족하거나 날카로우면 안 되고, 쉽게 휘거나 부러지는 재질로 된 것도 피한다. 나무 봉이나 주방용 밀대처럼 끝부분이 뭉툭하고 표면 처리가 부드러운 것을 선택한다.

배꼽힐링에 가장 적합한 도구는 따뜻한 체온을 느낄 수 있는 손이다. 그러나 손을 쓰려면 힘이 들고, 또 손을 마음껏 쓸 수 없는 사람도 있으니 배꼽힐링을 누구나 손쉽게 하려면 편리한 형태의 배꼽힐링기가 필요하다. 전용 배꼽힐링기는 T자 모양이어서 어깨에 힘을 주지 않고 편안한 자세로 할 수 있다. 길게 휘어져 있는 부분이 배꼽에 닿는 부분인데, 이를 이용해 배꼽 바닥과 옆면, 둘레를 효과적으로 누를 수 있다.

배꼽힐링 추천사와 체험기

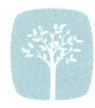
추 천 사

이수성_ 80세, 전 국무총리

배꼽힐링으로 아주 새로운 체험을 했다. 허리가 몹시 아픈 상태에서 한 행사에 참석했다가 5분 정도 짬을 내어 배꼽힐링을 했는데, 이후 행사장 의자에 2시간 넘게 앉아 있는데도 허리가 아프지 않았다. 행사가 끝나고 자리에서 일어날 때도 지팡이가 필요 없을 만큼 허리가 편안했다. 몸의 중심인 배꼽을 자극하는 데 따른 효과가 이렇게 클 수 있다는 것을 알지 못했다. 장을 풀어 줌으로써 몸의 여러 가지 기능을 향상시킬 수 있다는 것을 알아내고 꾸준한 실험을 통해 확인한 저자의 능력에서 초자연적인 의지가 느껴진다.

  건강관리의 핵심을 한 번에 아우르는 배꼽힐링을 생활화하도록 모두에게 권유하고 싶다. 자신의 건강과 가족 건강을 스스로 지킬 수 있는 매우 간단하고 효율적인 건강관리법이 아닌가 한다.

추 천 사

권기선_ 54세, 전 부산경찰청장

중학교 체육시간에 허리를 삐끗한 이후 늘 허리가 불편했다. 허리를 마음껏 움직이지 못하다 보니 장이 굳고, 배변 활동이 원활하지 않으니까 노폐물과 독소를 처리하는 간도 고생을 했다. 몸 상태가 이러니 머리도 무겁고 띵할 때가 많

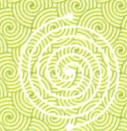

왔다. 이 같은 악순환의 고리를 끊어준 것이 배꼽힐링이다. 배꼽을 중심으로 장을 풀어주니 허리가 편안해지고, 문제가 있던 왼쪽 어깨도 부드럽게 움직이기 시작했다. 몸에 열감도 많이 느껴졌고, 무엇보다 머리가 상쾌하고 눈앞이 선명해졌다.

 가까이에 배꼽힐링기가 없을 때는 손이나 주변의 적당한 도구를 이용해서 일과 중에도 틈틈이 배꼽힐링을 했다. 평소 밥을 먹고 배가 더부룩한 채 의자에 앉아서 주로 생활하다보니 기혈순환이 제대로 되지 않아 몸 컨디션이 좋지 않았는데 배꼽힐링과 함께 호흡을 하니 노폐물과 독소가 빠져나가는 것이 느껴졌다. 배꼽힐링을 하면서 막힌 곳이 뚫리고 기혈순환이 잘 되니 감각도 좋아지고, 몸이 새롭게 느껴지면서 스스로 내 몸을 아끼고 관리해야겠다는 자각이 번쩍 들었다.

 배꼽힐링은 쉽고 간편하게 할 수 있으면서 효과가 직접적이어서 몸에 대한 감각을 잃어버리고 습관적으로 살아가는 현대인들에게 자신의 몸을 스스로 살릴 수 있는 최고의 건강관리법이라고 확신하며 적극 추천한다. 장소, 시간, 비용의 제약 없이 단지 자신의 배꼽을 눌러주기만 하면 되니 온 국민의 생활건강법으로 이보다 더 좋은 것이 있을까 싶다. 매일 밥을 먹듯이 하루 세 번, 내 몸의 건강도우미 배꼽힐링으로 우리 모두 내 몸을 사랑해 보자.

강여경_ 49세, 직장인

이삼 년 전부터 생리 주기따라 거의 빠짐없이 두통이 찾아온다. 대개는 왼쪽 머리에서 시작해 이틀 정도 지끈거린 뒤, 좀 진정된다 싶을 무렵 슬그머니 오른쪽 머리로 넘어가 다시 기세를 올린다. 이렇게 두통에 시달리는 사오일 동안에는 업무는 물론 먹고 잠자는 일상을 유지하는 것조차 몹시 힘들다.

이번 생리 때에도 두통이 어김없이 찾아왔다. 중요한 업무를 해야 하는 시기여서 두통의 괴로움보다 일정에 대한 걱정이 앞섰는데, 마침 이날 배꼽힐링을 하게 되었다. 누워서 힐링을 받고, 그날 밤 자기 전에 혼자서 10분 정도 배꼽힐링을 하고 잠들었다. 다음 날에도 두통이 계속됐지만 다른 때에 비하면 한결 견딜 만한 정도로 통증이 가벼워졌다. 낮에는 틈틈이 배꼽호흡을 하고, 잠자리에서는 꼼꼼하게 배꼽활공을 했다.

그 다음날 아침, 일어나서 출근 준비를 하다가 깨달았다. 두통이 말끔히 사라졌다는 것을. 이런 경우는 처음이었다. 한 번 오면 적어도 사흘은 꿈쩍 않던 두통이 이렇게 꼬리를 내리다니, 좋아서 웃음이 날 지경이었다.

이젠 잠자리에 들 때 배꼽힐링기부터 챙긴다. 아침 출근 가방에도 배꼽힐링기를 잊지 않고 챙겨 넣는다. 사무실에서 일하다가 눈이 피곤하거나 좀 지친 기분이 들 때면 의자에 등을 기대고 눈을 감은 채로 배꼽힐링을 한다. 2~3분 정도 한 다음 허리를 바로 세우고 호흡명상을 하면 컨디션이 금방 좋아지는 것을 느낀다.

김다경_ 40세, 직장인

 대여섯 살 때부터 변비가 있었고, 삼십 대 중반까지 극심한 변비 증세 때문에 말 못 할 고통을 겪었다. 배변은 보통 1~2주에 한 번 정도였고, 한 달에 한 번도 보지 못한 경우도 있었다.

몸이 붓고 피부에 발진이 생겨서 한의원에 가니 의사가 '똥독'이라며 이러다가 죽을 수도 있다고 했다. 변비를 치료하기 위해 병원은 물론 단식, 된장찜질 같은 요법들을 숱하게 시도했지만 별반 나아지지 않았다.

그러던 차에 배꼽힐링을 시작했는데, 결론부터 얘기하면 요즘에는 거의 매일 '큰일'을 성공적으로 치르고 있다. 늘 차고 습하던 손발도 점점 따뜻해진다. 내 인생의 대전환이다.

박정대_ 58세, 직장인

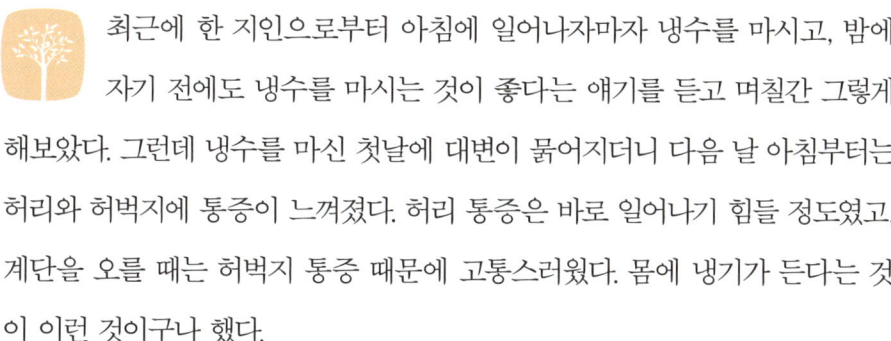 최근에 한 지인으로부터 아침에 일어나자마자 냉수를 마시고, 밤에 자기 전에도 냉수를 마시는 것이 좋다는 얘기를 듣고 며칠간 그렇게 해보았다. 그런데 냉수를 마신 첫날에 대변이 묽어지더니 다음 날 아침부터는 허리와 허벅지에 통증이 느껴졌다. 허리 통증은 바로 일어나기 힘들 정도였고, 계단을 오를 때는 허벅지 통증 때문에 고통스러웠다. 몸에 냉기가 든다는 것이 이런 것이구나 했다.

그렇게 허리와 허벅지의 통증을 일주일째 겪던 중에 배꼽힐링을 하게 되었다. 배꼽힐링을 하면 몸이 금방 따뜻해져서 무엇보다 냉기를 쫓는 데 특효였다. 때때로 시간을 내어 온몸에 땀이 날 때까지 배꼽힐링을 하기도 했다. 그렇게 하

는 데 걸리는 시간은 15분 남짓. 냉기로 인한 허리와 허벅지 통증은 다행히 곧 사라졌다. 그리고 이후 난 배꼽힐링의 매력에 푹 빠졌다.

김세현_ 29세, 직장인

배꼽힐링을 체험하기 전에는 배꼽에 지압을 받는 것인가 하고 생각했는데, 체험을 한 후에는 배꼽의 느낌이 이런 것인가 할 만큼 강한 여운이 남았다. 마치 배꼽으로 '관'이 연결된 것 같은 느낌이었고, 온몸의 긴장이 풀리면서 깊은 숨이 쉬어졌다. 숨에 집중하면서 몸을 가만히 느끼니 하체의 냉기가 왼쪽 발로 빠져나가면서 몸이 점점 더 따뜻하고 편안해졌다.

하재이_ 32세, 직장인

며칠째 독감으로 끙끙 앓던 중에 배꼽힐링을 받았다. 원래 손발이 차가운 편인 데다가 독감까지 겹쳐 온몸이 손만 대도 아픈 상태였다. 게다가 배꼽에 직접 손이 닿으니까 처음에는 더 긴장이 되어 집중을 하지 못했다. 배꼽을 누르니 손발까지 찌릿찌릿했다. 그런데 찌릿한 통증이 차츰 뭉클뭉클한 느낌으로 바뀌면서 긴장이 풀리고 손발이 따뜻해졌다. 배꼽힐링을 마친 다음에는 오랜만에 호흡도 편안하게 했다.

박선후_ 39세, 직장인

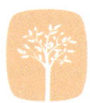
배꼽힐링기로 눌러서 통증이 느껴지는 부위를 집중적으로 풀어주었다. 지그시 여러 번 누르다가 가볍게 진동을 주기도 했는데, 배꼽힐링

기를 배에서 떼는 순간 아랫배에서 장딴지 쪽으로 뜨거운 것이 쭉 내려가는 느낌이었다. 배꼽힐링을 마치고 일어나니 몸이 한결 가볍고, 눈앞이 선명하게 밝아진 느낌이 들었다. 몸과 내가 마치 분리된 것 같은 묘한 기분이 들어서 천천히 일어나 걸었는데, 몸이 전체적으로 부드럽게 움직이고 걸음걸이도 가벼워진 느낌이었다.

송민선_ 47세, 직장인

평소에 장운동을 틈틈이 해왔다. 그런데 배꼽힐링기를 사용해보니 장운동보다 몸의 반응이 굉장히 깊고 빠르게 나타났다.

처음 배꼽을 눌렀을 때 왼쪽 허리에 당기는 느낌이 있었고, 몸의 냉기가 빠져나가는 것인지 손발이 시려왔다. 배꼽힐링을 하면서 차츰 긴장이 풀리고 난 다음에는 몸에 온기가 돌고 손발도 따뜻해지기 시작했다. 배꼽힐링 5분 만에 정말 배가 편안해지고 머리가 맑아지는 체험을 했다.

이지연_ 30세, 직장인

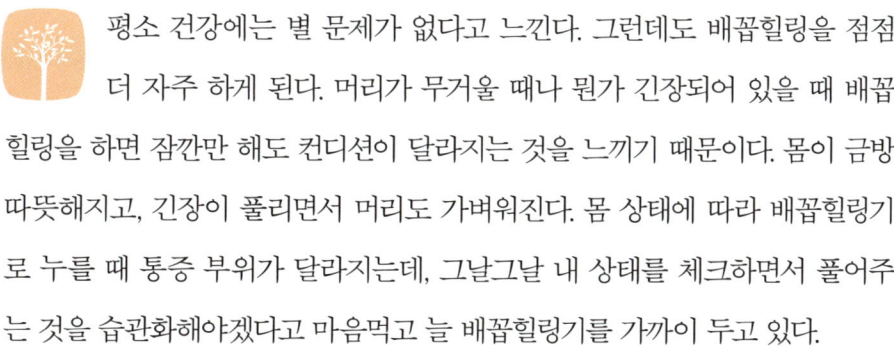
평소 건강에는 별 문제가 없다고 느낀다. 그런데도 배꼽힐링을 점점 더 자주 하게 된다. 머리가 무거울 때나 뭔가 긴장되어 있을 때 배꼽힐링을 하면 잠깐만 해도 컨디션이 달라지는 것을 느끼기 때문이다. 몸이 금방 따뜻해지고, 긴장이 풀리면서 머리도 가벼워진다. 몸 상태에 따라 배꼽힐링기로 누를 때 통증 부위가 달라지는데, 그날그날 내 상태를 체크하면서 풀어주는 것을 습관화해야겠다고 마음먹고 늘 배꼽힐링기를 가까이 두고 있다.

배꼽건강 플러스

◎ 단전치기

양 손바닥으로 복부를 두드리는 단전치기는 장에 직접 타격 진동을 줌으로써 장기능을 더 활발하게 살리는 운동이다. 단전치기에서 단전은 하단전을 뜻한다. 하단전은 배꼽 안쪽에서 조금 아래쪽에 위치한 에너지 센터이다. 하단전을 강화하는 것은 발전소를 증설하는 것과 같은 효과가 있다. 단전이 든든하면 배와 손발이 늘 따뜻하고, 소화가 잘 되고, 몸의 여러 순환 기능이 원활하게 돌아간다.

여러 장건강법들 중에서 가장 힘 안 들이고 쉽게 할 수 있는 것이 단전치기다. 단전치기를 일상 중에 틈틈이 하는 습관을 들이면 장이 굳는 것을 예방할 수 있다. 손바닥으로 칠 때 툭툭 소리 나는 것 때문에 신경이 쓰이면 주먹을 쥐고 두드려도 된다. 배꼽힐링을 하기 전에 단전치기를 1~2분 정도 하면 복부의 열감을 높이고 몸의 긴장을 풀어주어 배꼽힐링의 효과를 높일 수 있다.

1. 다리를 어깨너비만큼 벌리고 선다.
2. 양손바닥을 아랫배에 가볍게 대고 무릎을 살짝 굽힌다. 무릎을 살짝 굽히면 몸의 무게 중심이 안정되게 잡히면서 하단전 감각을 살릴 수 있다.
3. 양손바닥으로 아랫배 단전 부위를 툭툭 친다. 아랫배를 두드리다 보면 어깨에 힘이 들

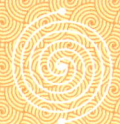

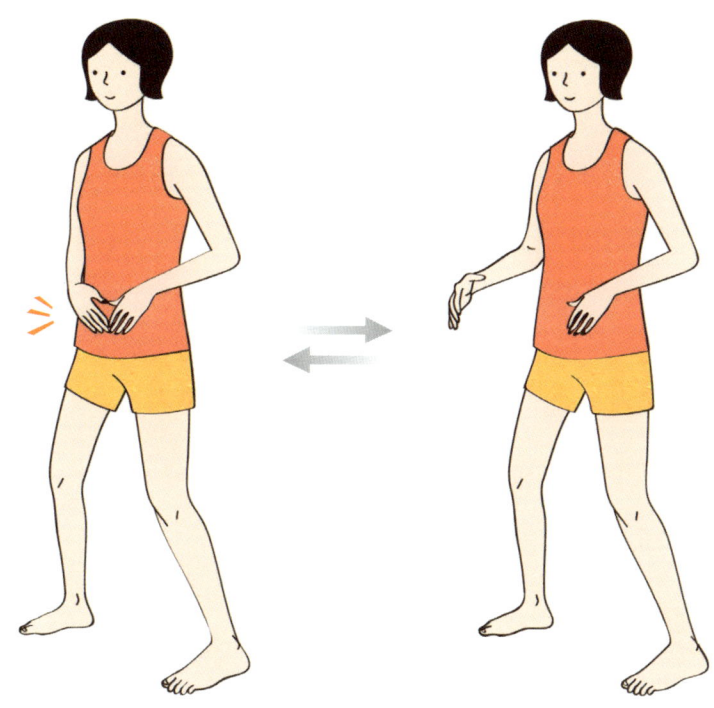

　　　어가기 쉬운데, 어깨가 긴장하지 않도록 최대한 힘을 빼고 팔의 반동을 이용해서 한다.

4. 단전에 열감이 느껴지면 아랫배에서부터 윗배, 양 옆구리까지 골고루 두드린다.

5. 허리를 살짝 숙이고 엉덩이 위쪽 신장 부위도 두드려 준다.

6. 단전치기는 횟수에 제한이 없다. 틈틈이 몇 개씩이든 자신의 상황에 맞게 하면 된다.

◎ 장운동

장운동은 아랫배를 당겼다가 미는 동작을 반복하며 복부를 전체적으로 풀어주는 장건강법이다. 장운동을 하면 혈액순환에 박차를 가하는 효과가 있다. 또한 장운동은 제자리에서 배만 움직이는데도 몸에 땀이 날 정도로 체온을 올려준다.

만성 저체온이어서 늘 활력이 부족한 사람, 장기능이 약한 사람, 운동하는 습관 들이기를 포기한 사람, 운동할 시간을 도저히 못 내겠다는 사람에게 건강을 위해서 딱 한 가지 운동만 하라고 추천한다면 단연 장운동을 권한다.

장운동의 기본은 배를 당겼다가 미는 것이다. 이 기본 동작을 할 때 몸의 자세를 다양하게 바꿈으로써 더 큰 효과를 얻도록 한 것이 장운동 10수다. 기본형인 장운동 1수부터 10수까지 자세별로 소개한다.

- 장운동은 언제 어디서든 할 수 있는 동작이므로 하루에 몇 개를 하겠다는 목표를 정하고 일과 중에 틈틈이 하면 부담 없이 운동 계획을 실천할 수 있다.

- 장운동은 배를 당겼다가 미는 단순한 동작인데, 이 두 동작 중에서도 더 핵심적인 것은 당기는 동작이다. 장운동이 익숙해지면 배를 당길 때 수평 높이보다 좀 더 위를 향해 사선 방향으로 강하게 당겨준다. 이렇게 하면 장기가 움직이는 각이 더 커지면서 효과가 배가된다.

- 장운동을 하는 속도에 따라 효과가 조금 다르게 나타날 수 있다. 장운동을 빠른 속도로 하면 장의 연동운동이 자극을 많이 받아서 혈액순환이 좋아진다. 장운동을 천천히 깊게 하면 배꼽과 단전 부위에 더 집중하게 되어 호흡과 함께 하단전을 강화하는 효과가 있다.

- 장운동을 할 때도 단전치기와 마찬가지로 팔과 어깨에 힘이 들어가지 않도록 한다. 배를 당길 때 힘을 주면서 자신도 모르게 어깨가 올라가지 않는지 거울을 보면서 점검한다. 그래도 어깨에 힘이 자꾸 들어가면 손을 배에 대지 말고 양팔을 늘어뜨린 자세로 한다.

- 장운동을 처음 하거나 오랜만에 하면 배가 당겨서 아픈 경우가 종종 있다. 이럴 때는 아픈 곳을 살살 문지르며 통증이 풀릴 때까지 기다린다. 통증이 사라지면 다시 장운동을 가볍게 시작한다.

장운동 1수

1. 양발을 어깨너비로 벌리고 서서 무릎을 살짝 굽힌다.

2. 양손바닥을 아랫배에 가볍게 댄다.

3. 아랫배를 등쪽으로 힘껏 끌어당긴다. 당길 때 숨을 내쉰다.

4. 당겼다가 아랫배에 힘을 빼면서 살짝 배를 내민다. 밀 때 숨을 들이쉰다.

5. 당겼다가 밀기를 반복한다.

6. 배를 당길 때 항문 조이기를 같이 해주면 더욱 좋다.

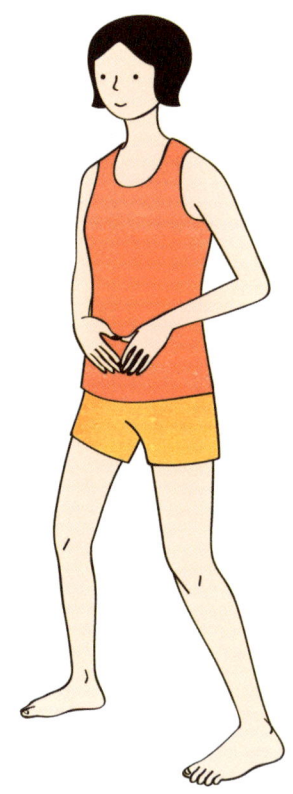

장운동 2수

1수 자세에서 무릎을 펴고 허리를 굽혀 손을 바닥에 댄 상태로 장운동을 한다. 바닥에 손이 채 닿지 않아도 괜찮다. 되는 만큼만 굽히고 하면 된다.
허리에 통증이 있거나 고혈압인 경우에는 장운동 10수처럼 허리를 조금만 굽히고 한다.

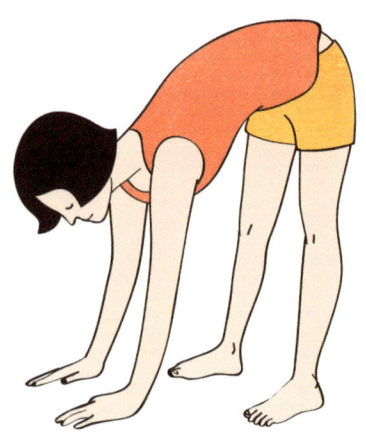

장운동 3수

2수 자세에서 무릎을 굽혀 바닥에 대고 손바닥으로 상체를 지탱하면서 장운동을 한다.
머리와 상체를 바짝 들어서 요추의 곡선을 자연스럽게 살리고 하는 것이 좋다.

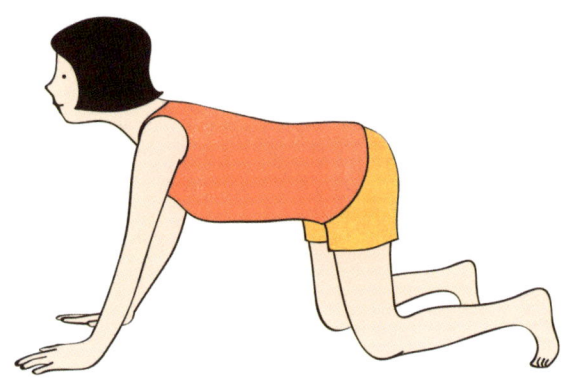

장운동 4수

3수 자세에서 상체를 일으키고 무릎만 바닥에 댄 상태로 장운동을 한다.

양손바닥을 아랫배에 가볍게 댄다.

무릎이 딱딱한 바닥에 눌리지 않도록 방석을 받친다.

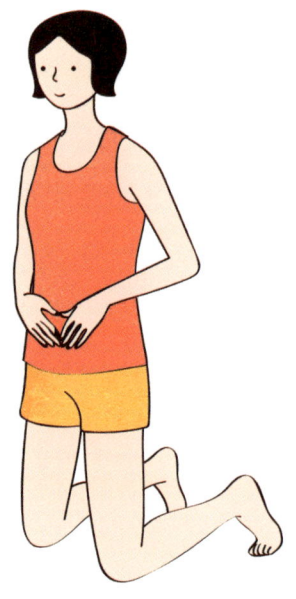

장운동 5수

4수 자세를 풀고 바닥에 앉아 장운동을 한다. 양손바닥을 아랫배에 가볍게 댄다.

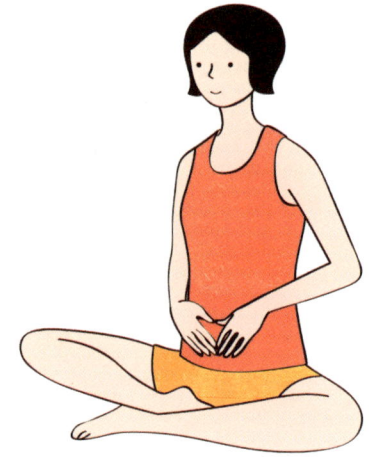

장운동 6수

5수 자세에서 가부좌한 다리를 풀고 그대로 누워서 무릎을 세운다. 양손바닥을 아랫배에 가볍게 얹고 장운동을 한다. 양 무릎은 붙이고, 발은 어깨너비 정도로 벌린다.

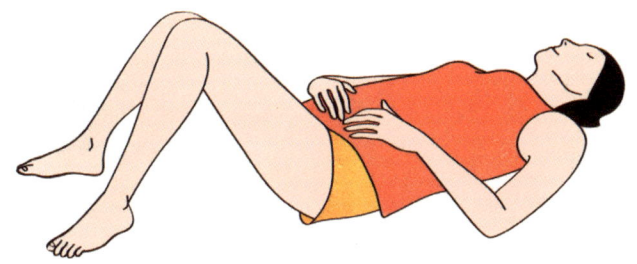

장운동 7수

6수 자세에서 왼쪽으로 돌아눕는다. 왼팔로 머리를 받치고, 무릎을 굽혀서 살짝 웅크린 자세로 장운동을 한다.

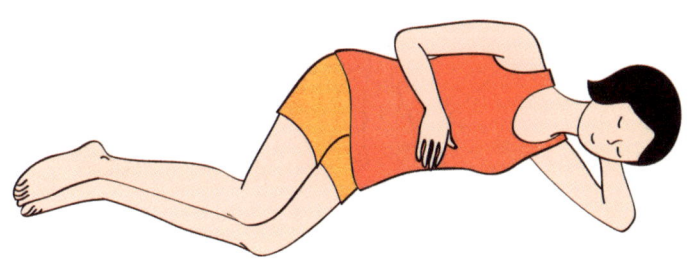

장운동 8수

7수 자세에서 오른쪽으로 돌아눕는다. 오른팔로 머리를 받치고, 무릎을 굽혀서 살짝 웅크린 자세로 장운동을 한다.

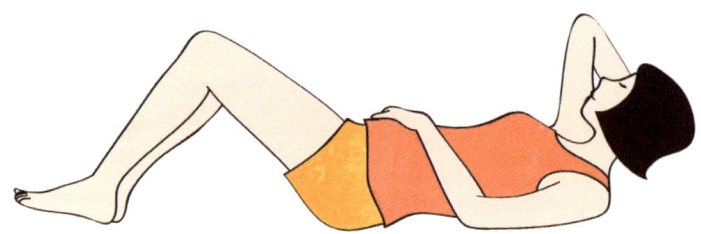

장운동 9수

8수 자세에서 다시 천장을 보고 눕는다. 무릎을 세우고 엉덩이를 든다. 양손바닥을 아랫배에 살짝 얹고 장운동을 한다.

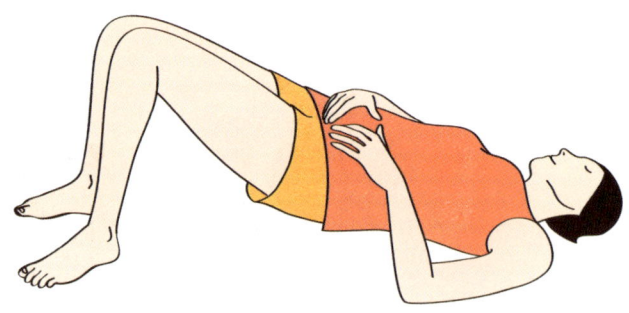

장운동 10수

일어서서 1수 자세를 취한다. 그 상태에서 상체를 30도 정도 숙이고 장운동을 한다.

양손바닥을 아랫배에 가볍게 댄다.

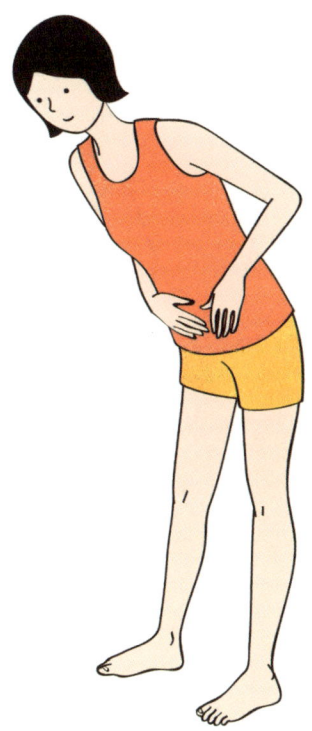

◎ 장활공

활공活功이란 이름에서 알 수 있듯이 활력을 되찾게 하는 치유법이다. 활공을 다른 말로 '사랑주기'라고도 하는데, 사람을 살리는 모든 일은 사랑에서 비롯하는 일이니 참 맞춤한 말이 아닌가 한다.

장활공은 배 부위에 하는 활공을 말한다. 배를 활공할 때 손을 쓰는 방법은 여러 가지다.

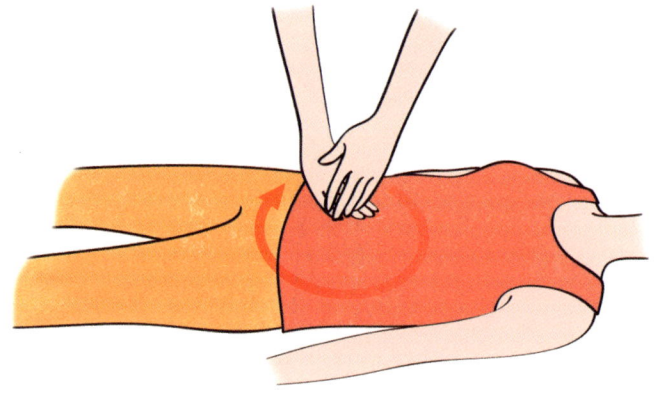

손가락으로 누르기 : 손톱이 닿지 않도록 지문 부위로 누른다.
손바닥으로 누르기 : 손바닥을 이용해 지그시 누른다.
양손을 겹쳐서 손바닥으로 누르기 : 더 깊게 누를 때
손바닥으로 누르며 흔들기 : 장이 많이 굳거나 긴장했을 때
손가락과 손바닥 전체를 이용해 주무르기 : 손끝에 힘을 주어 꽉 쥐었다가 놓는다.

장활공도 배꼽힐링과 마찬가지로 시계방향으로 한다. 장활공은 배를 전체적으로 마사지하고 손으로 꼼꼼하게 풀어줌으로써 장의 기능을 향상시키고 온몸의 활력을 올려준다.

장에 손을 대지 않고 장을 풀어주는 방법도 있다. 누워 있는 사람의 발끝을 각각 손으로 잡고 위아래로 흔들어 주면 몸이 생각보다 가볍게 전체적으로 흔들린다. 누우면 서 있을 때보다 장기들이 위로 약간 올라간다. 이때 몸을 위아래로 흔들어주면 장을 좀 더 손쉽게 풀 수 있다. 이렇게 장을 먼저 풀어준 다음에 장활공이나 배꼽힐링을 하면 바로 할 때보다 통증이 덜하다.

장활공을 할 때 각 장기의 위치와 기능을 알고, 그 각각에 맞는 세심한 활공을 할 수 있다면 물론 좋을 것이다. 하지만 아직 그만한 경험이 쌓이지 않아 손을 숙련되게 쓰지 못한다고 해도 활공을 잘하는 방법이 있다. 정성껏 하면 된다. 활공받는 사람에게 집중하고, 따뜻한 기운을 전한다는 마음으로 손을 침착하게 움직이면서 활공을 하면 그것만으로도 활공받는 사람은 몸과 마음이 편안해지는 것을 느낀다.

활공 할 때 배꼽 위에 한 손을 가만히 얹고만 있어도 활공받는 사람이 트림을 하거나 장이 풀리면서 꼬르륵 소리가 나기도 한다. 활공은 마음을 열고 기운을 전하는 순간부터 시작된다.

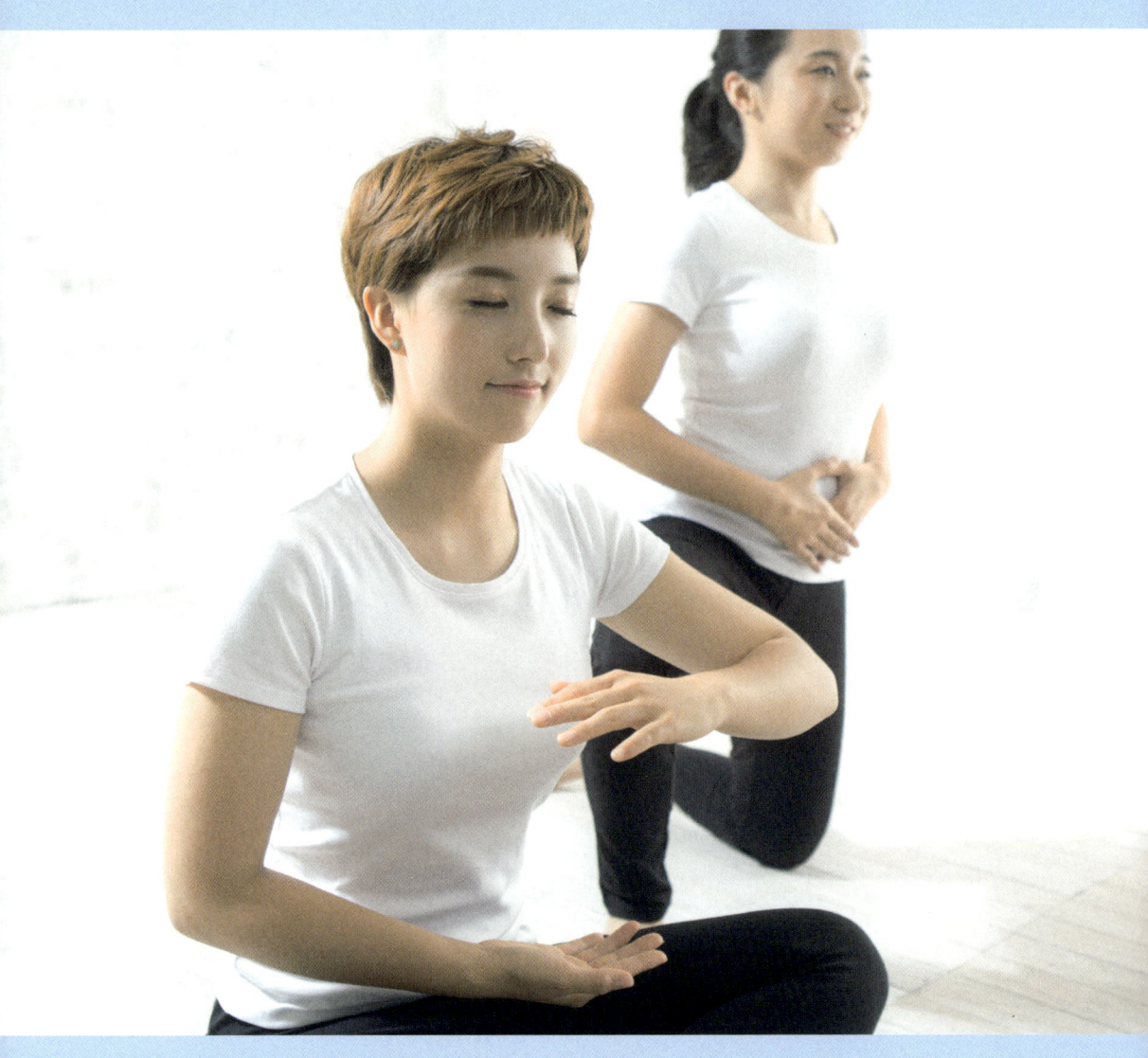

분리의식으로 보면 배꼽과 지구는 까마득한 간극을 지닌
각각의 단어일 뿐이지만, 통합의식에서는 배꼽이 바로 지구다.
배꼽은 어머니와 떨어진 자리이자 지구어머니와 연결한 자리다.

3

배꼽에서 지구까지

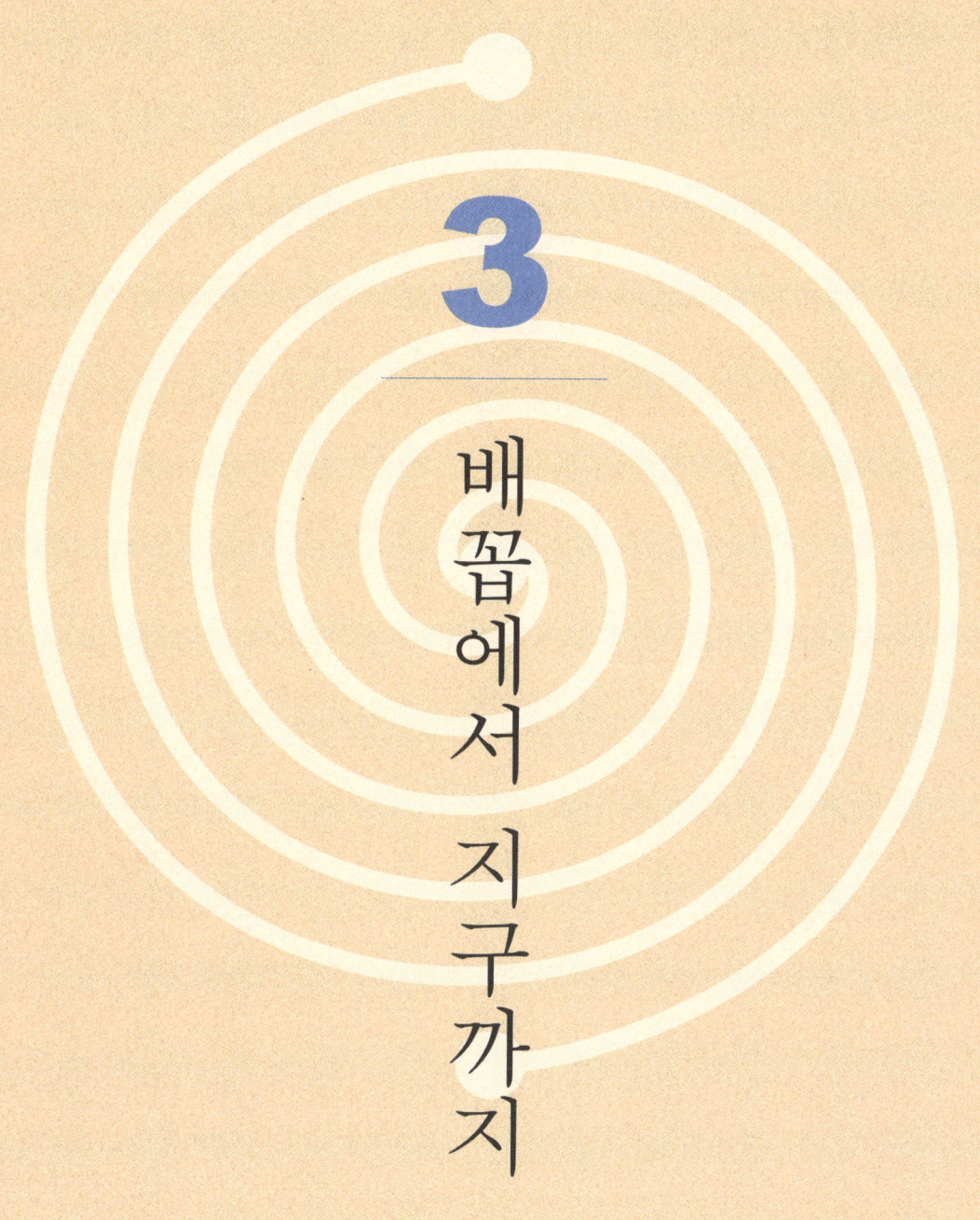

배꼽의 지혜

생명의 속성은 알면 알수록 흥미롭다. 미국의 한 연구진이 진행한 암세포 실험도 그 점을 잘 보여준다. 이들은 몸에서 떼어낸 암세포를 수심 50센티미터에 해당하는 압력 속에 30분 동안 두고 변화를 관찰했다. 결과는 놀라웠다. 암세포의 3분의 1 정도가 증식을 멈추고 정상세포의 형태로 돌아왔고, 이후에도 이를 유지했다. 이 실험은 몸에 압력을 가하는 것, 즉 손으로 몸을 누르는 방식의 요법이 몸에 실질적인 변화를 일으킬 수 있다는 사실을 뒷받침해주었다.

우리는 아직 생명의 작용에 대해 알지 못하는 것이 많지만, 오래전부터 자연이 순환하는 이치를 통해 건강을 지키는 방법을 찾아내고 활용해 왔다. 손으로 몸을 누르고 두드리고 흔들어주는 방법도 그 중 하나다. 이렇게 함으로써 몸의 여러 가지 순환 기능이 좋아진다는 것을 체득하고 있었던 것이다.

병이 나면 이름난 의사를 찾아가야겠지만, 그에 앞서 자신의 건강을 지키는 방법을 찾아야 한다. 현대의학도 자기 몸과 마음은 스스로 돌봐야 한다는 원칙을 부정하지 않는다. 그러나 현대의 생활방식은 내가 내 몸의 주인으로서 건강을 지켜야 한다는 의식을 약화시키고, 의료 시스템에 지나치게 의존하도록 몰아가는 측면이 많다.

내 건강은 내가 지킨다는 의식을 갖는 것에서부터 건강한 생활을 시작할 수 있다. 그런 의식이 깨이면 운동센터에 가지 않더라도 건강을 위해 할 수 있는 것이 얼마든지 있다는 것을 알고, 생활습관 자체를 조절하는 노력을 하게 된다.

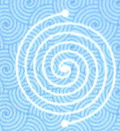

　배꼽힐링은 스스로 내 몸 건강을 지키는 첫걸음을 떼는 아주 유용한 방법이다. 몸을 누르면 세포가 알아서 제 기능을 회복하는 생명의 속성을 그대로 따르는 것이기에 배울 필요 없이 바로 하면 된다. 가족끼리 하기에는 더더욱 좋다. 방법이 아주 간단하기 때문에 서로 번갈아 해주면서 느낌을 물으며 대화하게 되고, 교감을 통해 가족간의 친밀감을 더욱 높일 수 있다. 우리 주변에는 부부간에, 부모와 자녀 간에 소통의 어려움을 겪는 경우가 아주 많다. 소통하고 싶은 마음이 있어도 방법을 찾지 못하거나, 대화를 시도했다가 좌절하기도 하면서 관계의 틈이 점점 더 벌어지게 된다. 그렇게 멀어진 관계를 회복하는 데 배꼽힐링을 활용해 보기를 권한다. 배꼽이 서로의 연결을 일깨워주고, 힐링 에너지로 연결을 강화해 준다.

　배꼽이 어떻게 그렇게 한다는 것인가? 배꼽이 알려주는 지혜가 있다. 나의 배꼽은 어머니의 배꼽에서, 할머니의 배꼽에서 나왔고, 할머니의 배꼽을 거슬러 올라가면 수 천 년, 수 만 년을 이은 생명줄이 내게로 연결되어 있다. 생명에 대한 자각, 연결에 대한 자각은 나를 위축시킨 것들을 떨치고 나 자신에 대한 사랑을 회복하게 한다.

　몸의 시작은 배꼽이다. 배꼽이 있고, 그 다음에 장기를 비롯한 몸의 각 부분이 생겨났다. 배꼽은 생명이 시작된 자리고, 탯줄을 끊으며 인생을 시작한 상징이다. 그런데 우리는 이 같은 배꼽의 의미를 다 잃어버리고 산다. 탯줄이 끊어진 흔적인 줄로만 알 뿐, 배꼽을 인체 기관으로 여기지도 않는다.

배꼽은 생명의 뿌리가 어디인지를 일깨워준다. 그 뿌리를 잊으면 인간은 타락하게 된다. 건강과 행복을 잃고, 평화를 저버리는 것이 타락이다. 생명의 가치를 잃어버렸기 때문에 그것을 타락이라 하지도 않고, 사는 게 다 그런 것이라고 한다. 인간 세계에 생명의 법은 사라지고 정글의 법칙이 난무한다. 그 속에서 뭇 생명이 고통으로 신음하고 있다. 수많은 종이 시시각각 멸종해가고, 인간도 지구에서의 삶을 얼마나 이어갈지 알 수 없는 위태로운 지경에 처했다. 이 모든 것이 생명의 가치를 잃어버린 인간으로부터 비롯된 일이다.

돌이킬 수 있는 시간이 얼마 남지 않았다. 미래학자나 환경 전문가들은 그 시간을 누구보다 더 짧게 예측한다. 이러한 때에 우리가 할 일은 지금 이 순간, 나부터 돌이키는 것이다. 생명의 가치를 자각하고 내 몸 사랑, 가족 사랑, 지구 사랑을 실천하는 것이다. 차마 듣기 힘든 뉴스가 얼마나 많은가. 스스로 목숨을 끊고, 부모가 자식을, 자식이 부모를 해하고, 총기 난사와 자살폭탄 테러가 끊이지 않는 세상에 살고 있다는 사실을 뉴스를 통해 매일 확인하면서도, 사람들은 그저 인성이 문제라며 한탄할 뿐이다.

인성이 무엇인가? 인성에 대한 여러 정의가 있지만, 생명의 가치를 알고 그 가치를 실현하고자 하는 성품이 인성이라고 본다. 인성에 문제가 있다는 것은

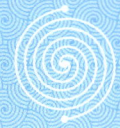

생명의 가치를 알지 못해 자신을 사랑하지 않고, 다른 생명을 존중하지 않는다는 것이다. 생명을 존중하지 않고 이기적 욕망이 지배하는 세상에는 희망이 없다.

생명의 가치를 어떻게 회복할 것인가? 답은 언제나 내 가장 가까운 곳에 있다. 몸의 중심인 배꼽. 신이 생명의 메시지를 담고 봉인한 인장인 듯 몸의 한가운데 동그랗게 찍힌 배꼽에 그 답이 있다. 배꼽에 손을 대면 봉인이 풀리며 생명의 메시지가 깨어날 것이다.

배꼽힐링은 그것을 위해 건강에서 시작한다. 건강은 아주 중요하다. 그러나 인성을 갖추지 못한 건강은 다른 생명에게 위협이 되기도 한다. 건강과 인성을 함께 살리는 것, 그것이 배꼽힐링의 목표이다.

배꼽에 손을 올리면 생명의 박동이 느껴질 것이다. 생명의 가치를 상징하는 배꼽이 내 몸의 중심에 있음을 알고, 그 가치를 항시 일깨우고 실현하는 건강한 삶이 세상에 가득하기를 간절히 바란다. 이것이 생명의 가치를 회복하고 세상을 바꾸는 길이다. 이것이 배꼽의 지혜다.

배꼽힐링에 대해 여러 가지 이야기를 했다. 왜 배꼽에서 시작하는지, 배꼽힐링을 하면 어떤 효과가 있는지, 어떻게 활용하면 좋은지, 배꼽의 의미가 무엇인지를 거듭 이야기했다. 이 모든 설명을 걷어내고 한마디만 해야 한다면 이렇게 말

할 수 있을 것이다. "지금 바로 배꼽을 누르세요. 그러면 알게 됩니다."

　무엇을 알게 되는가? 몸을 알게 되고, 몸에 대한 자각을 나누고 싶은 마음이 내 안에 있음을 알게 된다. 그 마음은 무엇인가? 그 마음의 길은 어디를 향하는가? 지금부터는 그 이야기를 조금 더 해보겠다.

사람이 품는 꿈의 힘

이십 대를 마칠 무렵, 나는 그 마음의 뿌리를 만났다. 방황하며 젊은 시절을 보내다가 목숨을 건 수행 끝에 나의 진정한 가치는 홍익인간의 삶을 사는 데에 있다는 깨달음이었다. 어떻게 하면 홍익인간의 정신을 많은 사람들에게 전달할 수 있을까 고민했다. 가장 빠른 길은 교육이고, 교육을 하기 위해서는 학교가 필요하다는 생각을 했지만 당시 내게는 아무런 기반도 없었다. 돈도, 지식도, 사회적 지위도, 함께할 사람도 없었다. 학교 설립에 필요한 정부의 인가를 받을 만한 자격증도 없었다.

그래서 나는 아침 일찍 공원에 가서 사람들을 만나기 시작했고, 정부의 인가를 받지 않아도 되는 공원 무료 수련지도를 시작했다. 당시의 수련지도가 발전해서 단학이라는 심신수련법으로 정립되었고 5년 후에는 첫 단학선원이 생겼다. 단학은 그 후 과학화, 학문화 과정을 거쳐서 뇌교육으로 발전했고, 지구시민 리더를 양성하기 위한 대학과 대학원이 설립되었다. 내가 공원에서 시작했던 운동은 국가에서 공인하는 국민생활체육인 국학기공으로 발전했다. 또한 최근에는 홍익의 정신을 전 세계의 젊은이들에게 알리기 위해 '화이트홀'이라는 인터넷 미디어를 지원하고 있다.

20여 년 전부터는 홍익정신을 세계와 공유하기 위해 미국에서 활동을 시작하고, 국제뇌교육협회를 통해 유엔과 협력하며 국제적인 활동을 이끌고 있다.

무엇보다 참된 홍익인간을 양성하는 학교를 만들어야 한다는 생각으로 10년

간의 준비를 거쳐 마침내 4년 전에 벤자민인성영재학교를 설립했다. 이 학교의 이름은 미국 건국의 아버지 중의 한 명인 벤자민 플랭클린에서 딴 것이다. 그는 삶의 목표를 인격완성에 두고 평생 홍익을 실천하며 산 모범적인 인물이다.

벤자민인성영재학교에는 학교 건물, 교과목을 가르치는 선생님, 교과 수업, 시험, 성적표, 다섯 가지가 없다. 대신 각계각층의 멘토단 1천여 명을 가진 1년제 대안학교다. 학생들이 1년 안에 자기가 반드시 해보고 싶은 도전적인 프로젝트를 하나 정해서 그것을 완성하는 것이 이 학교의 핵심 과정이다. 이 과정을 거치며 주눅 들었던 아이들이 자신의 가치와 자신감을 회복하고, 자기밖에 모르던 아이들이 다른 사람들을 배려하고 보살피는 모습으로 성장한다. 아이들이 이렇게 변해가는 모습을 볼 때마다 인류에게 정말 희망이 있다는 것을 느낀다.

단 한 명의 학생이 씨앗이 되어 문을 연 벤자민인성영재학교는 개교 첫 해에는 27명, 그 다음 해에는 479명의 신입생이 들어왔고, 올해는 청년학교인 벤자민갭이어까지 1천 명이 넘는 학생이 홍익인성영재로 발돋움할 준비를 하고 있다. 처음에는 시험도 숙제도 없는 이 학교를 의아하게 바라보던 사람들이 많았지만, 이제 벤자민인성영재학교는 대한민국 교육계의 희망으로 떠오르며 주목을 받고 있다.

이 같은 이야기를 하는 이유는 한 사람의 꿈이 새로운 길을 만들어낸다는 것

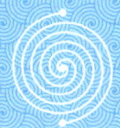

과 그 꿈의 토양이 당신의 마음에도 있다는 것을 꼭 전하고 싶어서다. 나는 사람이 품는 꿈의 힘을 믿는다. 아름답고 위대한 꿈은 사람을 아름답고 위대하게 만든다. 개인에게 꿈이 있고 기업에게 꿈이 있듯이, 나라에도 꿈이 있어야 하고 인류에게도 꿈이 있어야 한다. 꿈은 방황을 모험이 되게 하고, 무기력을 열정으로 바꾸고, 나누어진 마음을 하나로 모이게 한다.

지구인 모두 뜨거운 가슴으로 뉴밀레니엄을 맞이한 지 16년이 되었다. 그러나 우리가 사는 세상은 희망과 행복에서 점점 멀어지고 있다. 지금 한국사회는 혼란스럽다. 세계 또한 마찬가지다. 국경을 둘러싼 군사적 갈등, 경제적인 분쟁, 날로 심각해져가는 환경문제 등으로 대립과 불안감이 깊어가고 새로운 비전과 희망은 찾아보기 힘들다.

이러한 시대에 참다운 리더 역할을 하는 국가가 보이지 않는다. 인류가 어떻게 나아가야 할지를 나라의 운영과 국민의 삶으로 보여주는 진정한 모범국가가 없다. 강대국은 있으나 지구와 인류 전체의 평화와 행복을 자신의 일로 여기며 고민하는 진정한 대국이 없다. 다른 나라보다 조금이라도 더 잘 살기 위해서 흥정을 하고 다투느라 바쁠 뿐 인류를 위한 큰 꿈을 꾸는 나라가 없다.

새로운 희망을 어디에서 찾아야 하는가? 누가 인류에게 새로운 비전을 제시해줄 수 있을 것인가? 나는 지금 인류에게 절실히 필요한 그 책임과 역할을 기꺼이 우리가 하자고, 당신과 나를 포함하여 대한민국의 국민이 함께 하자고 제

안한다. 그것이 곧 우리나라를 살리는 지름길이기도 하다고 믿는다.

우리나라는 해방 이후 우리도 한번 잘 살아보자는 의지로 경제발전과 도약을 이루었지만 중요한 것을 잃었다. 민족의 큰 꿈과 비전을 잃어버린 채 외형적인 부를 좇아 정신없이 하루하루 살기에 바빴다.

한국은 몇 안 되는 분단국가 중의 하나이다. 독일은 장기적인 안목으로 많은 희생을 감수하면서 통일을 이루었지만 우리의 통일은 아직 힘들고 요원하게 느껴진다. 더욱 안타까운 것은 통일에 대한 국민들의 의지가 매우 약하다는 것이다. 통일에 대한 논의나 대화, 교육이 없다 보니 이제는 통일 이야기를 꺼내는 것 자체가 어색하게 느껴진다.

경제력이나 국방력만으로 지금 이 시대의 인류에게 희망이 되기는 어렵다. 진정으로 다른 나라에 모범이 되고 영감을 주고자 한다면 우리에게 철학과 비전이 있어야 하고, 그것을 구체적인 삶의 모습으로 보여주며 지구와 인류에 실질적인 공헌을 해야 한다.

사람에게는 자기만 잘 사는 것이 아니라 다른 사람을 보살피고 도움을 주며 모두를 행복하게 하려는 마음이 있다. 우리 선조들은 그러한 마음을 '홍익'이라 하여 가치 있게 여겼고, 홍익인간이 되어 조화로운 세상을 만들어보자는 크고 높은 뜻으로 나라를 세웠다. 한국이 인류의 모범국가가 되는 가장 빠른 길은 우리나라를 세운 위대한 뜻과 정신을 회복하는 것이다. 우리의 핏줄과 역사

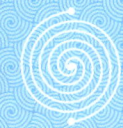

에 흐르는 홍익의 정신과 문화를 깨워 오늘 우리의 삶 속에 다시 힘차게 흐르도록 해야 한다. 홍익이 없는 리더십, 홍익이 없는 경제력이나 국방력, 홍익이 없는 과학, 교육, 종교, 예술과 문화는 모래로 쌓은 성과 같다. 그 성이 아무리 커도 개인과 집단의 이기주의라는 파도가 지나가면 한 번에 휩쓸려간다.

이제 한국은 홍익의 정신을 바탕으로 큰 꿈을 갖고 새롭게 일어나야 한다. 홍익의 정신은 단지 국익을 보호하는 차원을 넘어, 지구와 인류에 무한책임을 느끼는 큰 정신과 운동으로 발전해야 한다. 자신을 한 나라의 국민으로만 여기지 않고 지구공동체의 일원임을 자각한 지구시민들이 지구사랑 인류사랑을 실천하는 '지구시민운동'을 확산시켜 나가야 한다.

지구시민운동은 모든 사람 안에 있는 홍익의 정신을 일깨우는 운동이다. 자연치유력을 회복하여 스스로 건강과 행복을 창조하고, 인간이 가진 아름답고 고귀한 자질들을 실현하며 살자는 운동이다. 자신의 꿈과 가치를 찾고, 경쟁으로 성취하는 외적 성장보다 조화와 내면적 가치를 추구하여 지속가능한 지구를 만들자는 운동이다. 이러한 운동이 개인과 가정, 학교, 직장, 사회 전역에서 일어나야 한다. 2020년까지 지구시민정신을 가진 사람 1억 명이 지구시민운동에 동참한다면 갈림길에 선 인류의 문명을 파괴가 아닌 희망으로 전환할 수 있다.

배꼽이 바로 지구다

배꼽힐링에서 시작해서 지구시민운동까지 가는 이야기의 간극이 매우 크다고 느낄 것이다. 지금까지 많은 건강서를 냈는데 지금 배꼽힐링 책을 내는 이유는 지금 이 시점에 우리 몸, 우리 사회, 우리 세상이 맞닥뜨린 현실이 있고 그 현실에 따른 실질적이고 근본적인 방안이 필요하다고 보기 때문이다.

생명 시스템 속에서 몸과 마음은 하나이나, 세상이라는 시스템 속에서 몸과 마음은 갈수록 분리되고 있다. 몸과 마음의 분리는 물질과 정신의 분리, 모든 가치의 분리를 낳는다. 분리의 끝은 파국이다. 파국에 이르지 않으려면 분리에서 통합으로 방향을 전환해야 한다.

인공지능 알파고와 인간 이세돌의 대국은 분리의 한 장면이었다. 사람들이 이를 보고 두려움을 느낀 이유는 인간이 완전히 소외되는 미래가 구체적으로 그려졌기 때문이다. 그러나 우리가 진짜 두려워해야 할 것은 인공지능 기술의 발달이 아니라 인간의 자연지능이 퇴화하는 것이다. 몸과 마음이 분리되면서 인간의 자연지능은 급속히 퇴화하고 있다. 이를 회복하지 않으면 인간이 인공지능 로봇으로 대체되는 디스토피아적 상상은 머지않아 현실이 되고 말 것이다.

천동설이 지배하던 16세기에 코페르니쿠스가 제기한 지동설은 신본주의 시대의 막을 내리고 인본주의 시대를 여는 발화점이 되었다. 이후 과학문명이 놀라운 속도로 발달하여 오늘에 이르렀지만 지금 인류가 처한 현실, 지구 생태계

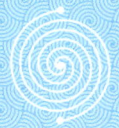

의 미래는 암담하기만 하다. 어떻게 할 것인가? 지동설이 문명의 흐름을 바꿨듯이, 지금 또 한 번 문명의 축을 바꾸는 큰 전환이 너무나 시급하다. 누가 할 것인가? 지구시민이 해야 한다. 자연지능을 깨운 지구시민들이 분리가 아닌 통합으로 가는 변화의 주체로 움직인다면 이는 지동설에 이어 '인동설人動說'의 시대를 여는 인류사적 전환이 될 것이다.

지구를 창조한 것은 창조주이지만 지구를 잘 관리하는 것은 우리 모두의 책임이다. 이를 위해 우리는 어떤 나라의 국민이거나 어떤 인종이거나 종교인이기 전에 지구인임을 깨달아야 한다. 진정으로 서로가 하나임을 알아야 한다.

분리의식으로 보면 배꼽과 지구는 까마득한 간극을 지닌 각각의 단어일 뿐이지만, 통합의식에서는 배꼽이 바로 지구다. 배꼽은 어머니와 떨어진 자리이자 지구어머니와 연결한 자리다. 지구어머니로부터 오는 생명에너지를 호흡하며 지구에서 건강하고 행복하게 살다가 때가 되면 다시 이 연결을 끊고 다음 세계로 넘어가는 것이 인간이 지닌 생명의 가치다. 배꼽힐링에는 배꼽에서 지구까지 한걸음에 내닫는 깨달음의 힘이 집약되어 있다. 해보면 안다.

적도에서 본 지구의 별밤

뉴질랜드에서 '쓰리 킹 아일랜드Three King Islands'라는 곳을 방문한 적이 있다. 뉴질랜드의 대자연은 언제나 감동을 주지만, 이 섬에서는 살아 있는 지구가 그대로 느껴질 만큼 깊은 감명을 받았다. 지구에 기대어 사는 모든 생명체를 감싸 안은 지구의 품은 참으로 깊고 따스했다.

이곳에서 나는 적도의 하늘을 올려다보며 노래를 하나 지어 불렀다. 이 노래가 모든 지구인의 마음에 가닿기를 바라는 간절한 마음이었다.

지구시민들께 이 노래를 드린다.

하늘의 별을 보았나요?
별을 느끼고 있나요?

반짝이는 별 속에 그대 꿈이 있어요
반짝이는 별 속에 희망이 있어요
반짝이는 별 속에 우리의 노래가 있어요

별은 당신에게 끊임없이 속삭이고 있어요
우리는 하나이고
같은 시간과 공간 속에 존재하는 가족이고 친구라고

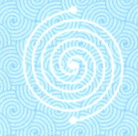

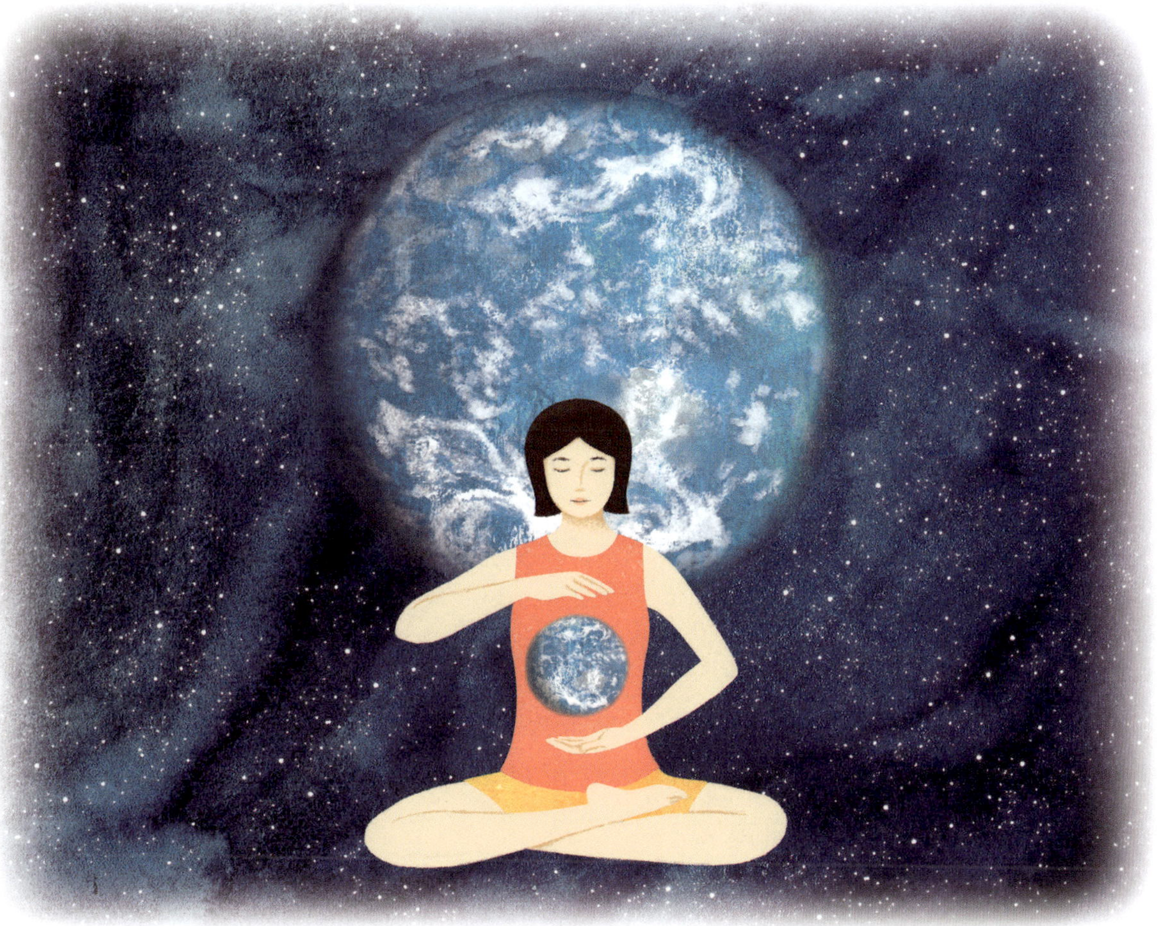

배꼽에서 지구까지 83

그리고 함께 사랑을 나누자고
사랑을 나누자고
희망을 노래하자고 속삭이고 있어요

우리 힘을 내어 머리를 들어요
그리고 별을 보아요
당신을 사랑해요
당신을 사랑해요

가슴을 활짝 열고 숨과 함께 모든 것을 받아들여요
별과 함께 자연과 함께 호흡해요
하늘의 별이 항상 반짝이듯이 당신의 영혼도 같이 빛날 거예요

우리는 지구시민, 지구시민, 지구시민
지구의 별이 되고
모두 함께 희망이 되고 꿈이 되어요

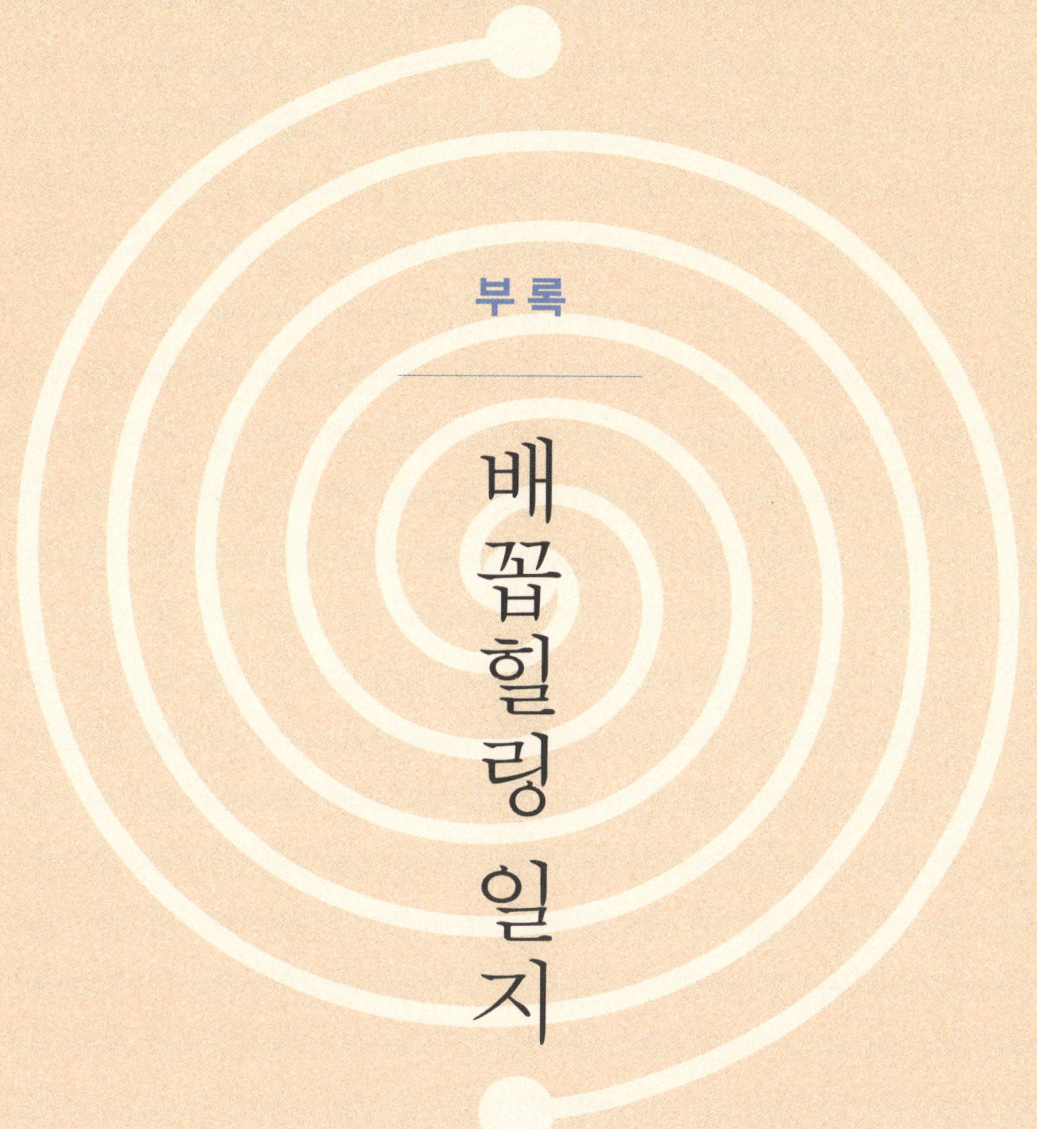

부록

배꼽힐링 일지

Day 1

년　　　월　　　일

◎ 배꼽힐링할 때의 느낌

_____
_____
_____
_____
_____

◎ 배꼽힐링을 한 뒤 몸과 마음의 변화

_____
_____
_____
_____
_____
_____
_____

배꼽힐링할 때 통증을 느낀 부분을
표시하고, 매일의 변화를 관찰합니다.

Day 2

년   월   일

◎ 배꼽힐링할 때의 느낌

_____
_____
_____
_____
_____
_____

◎ 배꼽힐링을 한 뒤 몸과 마음의 변화

_____
_____
_____
_____
_____

배꼽힐링할 때 통증을 느낀 부분을 표시하고, 매일의 변화를 관찰합니다.

배꼽힐링 일지

배꼽힐링 일지

Day 3

년   월   일

◎ 배꼽힐링할 때의 느낌

◎ 배꼽힐링을 한 뒤 몸과 마음의 변화

배꼽힐링할 때 통증을 느낀 부분을
표시하고, 매일의 변화를 관찰합니다.

Day 4

　　　　　　　　　　　　　　　　　　　년　　　월　　　일

배꼽힐링 일지

◎ 배꼽힐링할 때의 느낌

_____
_____
_____
_____
_____

◎ 배꼽힐링을 한 뒤 몸과 마음의 변화

_____
_____
_____
_____
_____
_____
_____

배꼽힐링할 때 통증을 느낀 부분을 표시하고, 매일의 변화를 관찰합니다.

배꼽힐링 일지

Day 5

년   월   일

◎ 배꼽힐링할 때의 느낌

◎ 배꼽힐링을 한 뒤 몸과 마음의 변화

배꼽힐링할 때 통증을 느낀 부분을
표시하고, 매일의 변화를 관찰합니다.

Day 6

년   월   일

◎ 배꼽힐링할 때의 느낌

◎ 배꼽힐링을 한 뒤 몸과 마음의 변화

배꼽힐링할 때 통증을 느낀 부분을
표시하고, 매일의 변화를 관찰합니다.

배꼽힐링 일지

배꼽힐링 일지

Day 7

년   월   일

◎ 배꼽힐링할 때의 느낌

◎ 배꼽힐링을 한 뒤 몸과 마음의 변화

배꼽힐링할 때 통증을 느낀 부분을
표시하고, 매일의 변화를 관찰합니다.

Day 8

년   월   일

◎ 배꼽힐링할 때의 느낌

◎ 배꼽힐링을 한 뒤 몸과 마음의 변화

배꼽힐링할 때 통증을 느낀 부분을 표시하고, 매일의 변화를 관찰합니다.

배꼽힐링 일지

배꼽힐링 일지

Day 9

년   월   일

◎ 배꼽힐링할 때의 느낌

◎ 배꼽힐링을 한 뒤 몸과 마음의 변화

배꼽힐링할 때 통증을 느낀 부분을
표시하고, 매일의 변화를 관찰합니다.

Day 10

년   월   일

◎ 배꼽힐링할 때의 느낌

_____
_____
_____
_____
_____

◎ 배꼽힐링을 한 뒤 몸과 마음의 변화

_____
_____
_____
_____
_____
_____

배꼽힐링할 때 통증을 느낀 부분을 표시하고, 매일의 변화를 관찰합니다.

[배꼽힐링 일지]

Day 11

년   월   일

◎ 배꼽힐링할 때의 느낌

◎ 배꼽힐링을 한 뒤 몸과 마음의 변화

배꼽힐링할 때 통증을 느낀 부분을
표시하고, 매일의 변화를 관찰합니다.

배꼽힐링 일지

Day 12

년   월   일

◎ 배꼽힐링할 때의 느낌

_____
_____
_____
_____
_____

◎ 배꼽힐링을 한 뒤 몸과 마음의 변화

_____
_____
_____
_____
_____
_____
_____

배꼽힐링할 때 통증을 느낀 부분을
표시하고, 매일의 변화를 관찰합니다.

배꼽힐링 일지

Day 13

년   월   일

◎ 배꼽힐링할 때의 느낌

_____
_____
_____
_____
_____

◎ 배꼽힐링을 한 뒤 몸과 마음의 변화

_____
_____
_____
_____
_____
_____
_____

배꼽힐링할 때 통증을 느낀 부분을 표시하고, 매일의 변화를 관찰합니다.

[배꼽힐링 일지]

Day 14

년   월   일

◎ 배꼽힐링할 때의 느낌

_____
_____
_____
_____
_____
_____

◎ 배꼽힐링을 한 뒤 몸과 마음의 변화

_____
_____
_____
_____
_____

배꼽힐링할 때 통증을 느낀 부분을
표시하고, 매일의 변화를 관찰합니다.

배꼽힐링 일지

Day 15

년   월   일

◎ 배꼽힐링할 때의 느낌

_____
_____
_____
_____
_____

◎ 배꼽힐링을 한 뒤 몸과 마음의 변화

_____
_____
_____
_____
_____
_____
_____

배꼽힐링할 때 통증을 느낀 부분을
표시하고, 매일의 변화를 관찰합니다.

배꼽힐링 일지

Day 16

년   월   일

◎ 배꼽힐링할 때의 느낌

◎ 배꼽힐링을 한 뒤 몸과 마음의 변화

배꼽힐링할 때 통증을 느낀 부분을 표시하고, 매일의 변화를 관찰합니다.

Day 17

　　　　　　　　　　　　　　　　　년　　　　월　　　　일

◎ 배꼽힐링할 때의 느낌

_____
_____
_____
_____
_____

◎ 배꼽힐링을 한 뒤 몸과 마음의 변화

_____
_____
_____
_____
_____
_____
_____

배꼽힐링할 때 통증을 느낀 부분을 표시하고, 매일의 변화를 관찰합니다.

배꼽힐링 일지

Day 18

년   월   일

◎ 배꼽힐링할 때의 느낌

◎ 배꼽힐링을 한 뒤 몸과 마음의 변화

배꼽힐링할 때 통증을 느낀 부분을 표시하고, 매일의 변화를 관찰합니다.

[배꼽힐링 일지]

Day 19

년   월   일

◎ 배꼽힐링할 때의 느낌

◎ 배꼽힐링을 한 뒤 몸과 마음의 변화

배꼽힐링할 때 통증을 느낀 부분을
표시하고, 매일의 변화를 관찰합니다.

Day 20

년   월   일

◎ 배꼽힐링할 때의 느낌

_____
_____
_____
_____
_____

◎ 배꼽힐링을 한 뒤 몸과 마음의 변화

_____
_____
_____
_____
_____
_____

배꼽힐링할 때 통증을 느낀 부분을 표시하고, 매일의 변화를 관찰합니다.

배꼽힐링 일지

배꼽힐링 일지

Day 21

년   월   일

◎ 배꼽힐링할 때의 느낌

◎ 배꼽힐링을 한 뒤 몸과 마음의 변화

배꼽힐링할 때 통증을 느낀 부분을
표시하고, 매일의 변화를 관찰합니다.

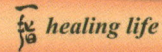

힐링라이프

배꼽힐링기

힐링라이프는 배꼽힐링을 효과적으로 할 수 있도록 돕는 힐링도구입니다

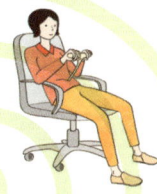

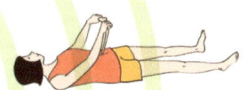

각각 굵기가 다른 세 방향의 봉과 가운데 돌기를 이용해 다양한 방법으로 힐링할 수 있습니다

- 배꼽과 배꼽 주변을 눌러서 장 기능을 원활하게 하는 수련도구입니다.
- 휴대가 간편해 언제 어디서나 사용할 수 있습니다.
- 힐링라이프의 돌기와 봉 끝면을 이용해 가슴, 어깨, 종아리, 발바닥 등 원하는 부위를 누르거나 두드리는 방식으로 사용합니다.

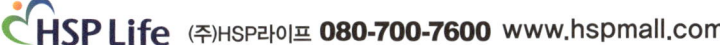

HSP Life (주)HSP라이프 080-700-7600 www.hspmall.com

내 몸과 마음을 살리는 5분
배꼽힐링

1판 1쇄 발행 2016년(단기 4349년) 5월 3일
2판 25쇄 발행 2025년(단기 4358년) 6월 20일

지은이 · 이승헌
펴낸이 · 심남숙
펴낸곳 · (주)한문화멀티미디어
등록 · 1990. 11. 28. 제 21-209호
주소 · 서울시 광진구 능동로 43길 3-5 동인빌딩 3층 (04915)
전화 · 영업부 2016-3500 편집부 2016-3507
http://www.hanmunhwa.com

운영이사 · 이미향 | 편집 · 강정화 최연실 | 기획 홍보 · 진정근
디자인 제작 · 이정희 | 경영 · 강윤정 | 회계 · 김옥희 | 영업 · 이광우

만든 사람들
기획 총괄 · 고훈경 | 책임 편집 · 방은진 | 디자인 · 이정희 | 일러스트레이션 · 류주영

ⓒ 이승헌, 2016
ISBN 978-89-5699-290-7 13510

잘못된 책은 본사나 서점에서 바꾸어 드립니다. 저자와의 협의에 따라 인지를 생략합니다.
본사의 허락 없이 임의로 내용의 일부를 인용하거나 전재, 복사하는 행위를 금합니다.